大字版

中医养生智慧经

张国玺 著

中国盲文出版社

图书在版编目（CIP）数据

中医养生智慧经（大字版）/ 张国玺著；
—北京：中国盲文出版社，2013.5
ISBN 978－7－5002－4285－7

Ⅰ.①中…　Ⅱ.①张…　Ⅲ.①养生（中医）—基本知识
Ⅳ.①R212

中国版本图书馆 CIP 数据核字（2013）第 091317 号

中医养生智慧经

著　　者：张国玺
出版发行：中国盲文出版社
社　　址：北京市西城区太平街甲 6 号
邮政编码：100050
印　　刷：北京汇林印务有限公司
经　　销：新华书店
开　　本：787×1092　1/16
字　　数：180 千字
印　　张：21
版　　次：2013 年 6 月第 1 版　2014 年 8 月第 2 次印刷
书　　号：ISBN 978－7－5002－4285－7/R・674
定　　价：35.00 元
编辑热线：（010）83190226
销售服务热线：（010）83190289　83190292　83190297

目　录

第一章　精神养生智慧经

第三章　饮食养生智慧经

第四章 药物养生智慧经

第五章　人体脏器养生智慧经

第六章 常见病的中医调养智慧经

第七章　幸福一生健康箴言

第一章

精神养生智慧经

• 孔子说："君子有三戒：少之时，血气未定，戒之在色；及其壮也，血气方刚，戒之在斗；及其老也，血气既衰，戒之在得。"

• 孔子认为，寿命长短不在天命而在人为，所以不向鬼神祈求长寿，而是提出"仁者寿"、"德者寿"、"智者寿"的观点。

跟着孔子学养生

孔子不仅是一位伟大的思想家、政治家、教育家，还是一位名副其实的养生学家，有不少关于养生方面的论述。

人生三戒

《论语·季氏》中，孔子说到："君子有三戒：少之时，血气未定，戒之在色；及其壮也，血气方刚，戒之在斗；及其老也，血气既衰，戒之在得。"这段论述是对人生不同年龄阶段应如何养生的高度概括。

1. 少之时，血气未定，戒之在色

意思是说，人在少年时，机体尚未发育成熟，气血也未能完全充实，要警戒自己不要过早过多地贪恋色欲。

这种观点与现代医学观点基本相同。人在少年时期，身体正处于迅速生长发育的阶段，刚刚具备生殖能力，但机体的各个系统尚未完全发育成熟，并缺乏自控能力。在这个时期早恋或介入性生活，非但不利于身体的生长发育，还对一生的健康产生严重影响。此外，少年时期缺乏社会经验和社会生活能力，因性生活而造成的一系列问题（如怀孕、堕胎等），可能是导致青少年堕落的原因之一。

青少年过早贪恋色欲有三个不利：第一，不利于健康；第二，不利于学习；第三，不利于人生的发展。所以，对青少年加强正确的思想教育和性教育是十分必要的。

2. 及之壮也，血气方刚，戒之在斗

意思是说，人在壮年时，机体发育成熟，气血已完全充实，要警戒自己不要争强好斗。

孔子所讲的“斗”是指在日常生活或工作中喜欢斗气、斗勇、斗胜，也就是现代医学所讲的A型性格。A型性格者有三大特征：①紧迫感强：主要表现为时间紧迫感强，总是将工作日程安排得满满的，几项工作同时做，安排的任务总是提前完成。②竞争性强：在生活、工作等方面都要比别人强，“只能赢，不能输”，争强好胜。③敌对性强：自己在心理上经常处于防御状态，总是感觉别人对自己不怀好意，人际关系紧张，并准备随时反击对方。

A型性格者冠心病和高血压病的发病率很高，这与他们经常处于情绪紧张的应激状态有关。早在20世纪60年代，美国学者就发现并证实，争强好胜的A型性格者冠心病的发病率是心态平和的B型性格者的2倍，复发率为5倍，死亡率为7倍。近年来，我国学者也发现A型性格者的冠心病患病率是B型性格者的3倍，而且病情严重，预后差。

近年来，我国一些精英人物的早逝引起了有关部门的重视。如企业界的王均遥、杨迈、胡凯，知识界的张广厚、何勇、高文焕，文艺界的施光南、傅彪、高秀敏等，他们逝世时的年龄均未达到60岁。我们可以把人的事业比作人生的宽度，人的寿命比作人生的长度。一些精英的事业很成功，有宽度，但无长度，这是一件令人遗憾的事情，与争强好胜造成的过度疲劳有关。

人在壮年时，要学会克服自己争强好胜的心理状态，努力做到“知足常乐，不断进取”，保持平和稳定的心态，让自己天天都有好心情，才能够预防疾病的发生并真正健康长寿。

3. 及之老也，血气既衰，戒之在得

意思是说，人在老年时，机体的各种生理功能已经减退，体力与精力均明显下降，要警戒自己切不可把名利看得太重。

人之所欲“得”无非“名利”二字而已。人进入老年，体力和精力都明显下降，所以晚年生活的主旋律不应该再是追求事业或金钱，而是保护好自己的心身健康。有的老年人退休后，为了多给子女一些经济上的帮助，便不顾自己身体的实际情况去再就业，结果因过度操劳而病倒甚至丢掉了性命，这是非常错误的。实际上，老年人自身健康，不给社会和子女添麻烦就是对社会和家庭的最大贡献。

仁者寿

“仁者寿”出自孔子的《论语·雍也》。按照孔子的说法，所谓仁即“爱人”，就是指人与人之间要相互友爱、相互帮助，平常待人要宽厚大度、充满爱心，这样的人才能够长寿。

“仁”是孔子思想的核心，是孔子对个人的道德要求和自我规范。孔子提出“修身以道，修道以仁”，而“修道”的具体方法就是“克己复礼”。所谓“克己复礼”，其中深远的政治含义且不说它，就说在日常生活和工作中要注意克服自己的个人贪欲，对个人贪欲进行自我调节、自我限制、自我清除，并按照社会的道德标准要求自己、规范自己的行为。那什么是“贪欲”呢？过分地追求那些可欲而不可求的东西，即对自己根本不可能得到的东西或根本不属于自己的东西充满欲望，这就是贪欲。虽然人生在世很难做到无私无欲，但是纵容自己的贪欲，轻者会造成痛苦，重者甚至会导致犯罪。有人说，为什么会痛苦，就是因为想得到的东西得不到。古人云：“君子爱财，取之有道。”谁都喜欢钱，但不能因为喜欢钱就去抢银行，就去贪赃枉法，就去不择手段，这样的人能不出事吗？还能长寿么？长寿学家胡夫兰德说：“在一切不利的影响因素中，最能使人短命夭亡的，莫过于不良的情绪和恶劣的心境，如忧虑、沮丧、惧怕、贪求、怯懦、忌妒和憎恨等。”

有位享年98岁的老先生，一生从未服食保健补品，不在生活上过分讲究；唯日出而作，日落而息，一日三餐粗茶淡饭而已。他的子女在谈到其父的长寿原因时，认为与其仁慈宽厚、性情温和有关。其父一生淡泊名利，升不觉其荣，降不觉其辱，不作非分之想，不作非分之事，进退不言非，功过不自评，精神状态一直很好，所以极少生病，95岁时仍能下地劳作，其健康长寿得益于“仁”。

唐代著名高僧石头和尚享年91岁，他曾幽默地说：“凡欲齐家、治国、学道、修身，先须服我十味妙药，方可成就。”哪十味妙药呢？即“好肚肠一条，慈悲心一片，温柔半两，道理三分，信行要紧，中直一块，孝顺十分，老实一个，阴骘全用，方便不拘多少”。再将“此药用宽心锅内炒，不要焦，不要燥，去火性三分，于平等盆内研碎，三思为末，六菠萝蜜为丸，如菩提子大，每日进三服，不拘时候，用和气汤服下，果能依此服之，无病不瘥。切忌：言清浊，利己损人，肚中毒，笑里刀，两头蛇，平地起风波。以上七件，须速戒之”。此乃以佛理劝诫世人，与孔子的“仁者内不伤性，外不伤物，上不违天，下不违人，处正居中，形神以和，故咎征不至而休嘉集之，寿之术也”有异曲同工之妙。

现代医学研究证实，心理因素对机体健康有明显影响，仁慈宽厚的人往往心胸豁达，性格开朗乐观，所以机体的神经内分泌系统都处于最佳的调节水平，免疫功能也处于最佳状态。心理不健康的人则神经内分泌功能失调，免疫功能下降，其疾病发病率明显偏高。美国密西根大学调查研究中心对2700多人进行一次长达14年的调查后得出一个结论：一个乐于助人、和他人相处融洽的人，预期寿命会显著延长；相反，心怀敌意，损人利己，且和他人相处不融洽的人，死亡率比正常人要高出1～5倍。

孔子本身就是“仁者寿”的典范。他一生致力于追求“仁”，并且身体力行，所以在当时人均寿命仅二十多岁的情况下活到73岁，是常人的3倍，说明孔老夫子提出的“仁者寿”的观点是非常科学的。

德者寿

德者寿，即道德崇高者可以长寿，出自孔子《礼记·中庸》，“故大德……必得其寿”。有德者，有高尚的思想境界，有远大的人生志向，有坚强的意志和毅力，站得高，看得远，所以性格开朗，胸怀坦荡，气量大，正如孔老夫子说的：“君子坦荡荡，小人常戚戚。”

一个品德高尚的人，会非常注重社会公德，会自觉用有益于社会和他人的行为规范和准则来要求自己。平时与人为善，乐善好施，乐于奉献，喜欢助人，关心他人重于关心自己，先公后私，克己奉公，先天下之忧而忧，后天下之乐而乐。品德高尚的人无嫉妒心、名利心、报复心，自然不会与人结怨，还会受到大家的尊敬和爱戴。一个受到大家欢迎的人，肯定会有一个好心情，而好心情是健康长寿的基础。

我国对 90 岁以上长寿老人进行的调查结果表明，长寿的主要原因不在物质而在精神。长寿老人能够长寿的原因与其心胸豁达、性格开朗、知足常乐、衣食随缘、与世无争、随遇而安的精神状态有关。

我们以两位德高望重的长者为例。

一位是已去世的书法家启功先生（享年 93 岁）。启功先生为人随和，心地善良，有人来求字往往是来者不拒，所以到处都有老先生留下的墨宝，先生曾自称：自己除了没给厕所题过字以外，几乎所有地方都题过字。由于老先生的字身价较高，所以有不少赝本出现，其中有一家古玩店以卖启功书法赝本最出名，买卖两方都知道是赝本。由于这家卖启功先生赝本太出名了，传到了启功先生的耳朵里。一天，启功先生特意去这家古玩店看，搞书法字画的许多人都认识老先生，知道这家老板要倒霉了，纷纷去看热闹。老先生一进店，老板也认识，脸都吓绿了。只见老先生一幅一幅仔细地看，一声不吭。旁边看热闹的人沉不住气了，有个人上前问老先生："您老看这些字写得怎么样?"老先生一句话把所有人（包括店老板）都逗乐了，说："哼，这些字写得比我好。"说罢扬长而去。事后，有人问老先生为什么不起诉那个老板。老先生说："都是为了混口饭吃，都不容易。"当然从法律的角度讲，这种处理方式是不对的，但说明老先生的宽厚。

另一位是我国著名的人口学家马寅初先生（享年102岁）。马老先生一生耿直。国民党时期，马先生大骂国民党政府腐败无能。结果，骂得蒋介石坐不住了，托人请马先生吃饭，以便缓和关系少挨点儿骂。马先生不但不去，还当来人的面将委员长臭骂一顿，把蒋介石气得直哆嗦。解放后，马先生曾任北京大学校长，因“人口”和“计划生育”问题受到批判，但老先生不服，与众人辩论。结果众人都不能敌，最后不得不缺席批判。最有名的是马老先生两个“哼”字的故事。马先生平生喜欢洗冷水澡，当宣布免除马老先生职务的文件下达时，据说老先生正在洗澡。夫人告诉他：“老马，你的校长职务被免除了，已经取消相关待遇。”老先生“哼”了一声，洗完后谈笑自如，面不改色心不跳，像没事一样。上世纪80年代，宣布撤销对马先生的错误处理，恢复原来的待遇。据说，老先生又在洗澡，夫人告诉他：“老马，对你的处理撤消了，恢复你原来的待遇。”老先生“哼”了一声，仍像什么事都没发生一样。我们知道，北京大学校长享受的是副部级待遇，能够如此保持平静心情，非常人所能及。

行善积德者乐善好施，宽容大度，心理和精神长期处于良好状态，体内气血运行正常，阴阳平衡，神经系统、免疫系统功能调节良好，脏腑功能活动旺盛，这些人抗病能力强，不易得病，得了病也较容易康复，所以能延缓衰老，能长寿。

一个道德修养坏的人，见利忘义，追逐名利，损人利己，违法乱纪，贪污受贿，嫉妒结怨，打击报复，骄奢淫逸，使自己经常处于愤怒、焦虑、忧郁、恐惧、痛苦、紧张的情绪之中。《灵枢》曰：“悲哀忧愁则心动，心动则五脏六腑皆摇。”因此他们体内气血紊乱，阴阳失调，器官功能衰老快，易得病，有病难以康复，故寿命缩短。

智者寿

“智者寿”出自《孔子家语》。智者，是指学识渊博而明智的人。在《黄帝内经》中有一段黄帝与岐伯的对话，意思是这样的。黄帝问：“我听说远古时代的人都能活过百岁，而动作也不衰老。当今的人，年龄才过五十便显得动作衰老而迟缓，是时代变化造成的，还是人们自己失去了好的习惯而造成的呢？”岐伯答道：“远古时代，懂得养生方法的人，会按照自然界的阴阳变化来安排生活习惯，做到食饮有节，起居有常，劳逸有度，所以形体与精神都很好，能够活到人类的自然寿命，超过百岁而去。而现在的人则不然，把酒当水喝，把不正常的生活方式当作正常事做，酒醉后纵情色欲，耗空肾中精气，使自己的真气耗散。不知道人体的精气需要饱满，不知道要时时保养自己的精神，只贪图一时快乐，而置生死于不顾，起居无常，所以才五十岁就衰老了。”

洪昭光教授在讲座中提到四种人：第一种是聪明人，他们主动健康，投资健康，结果健康增值，健康长寿一百二十岁；第二种人是明白人，他们关注健康，储蓄健康，结果是健康保值，平安九十岁；第三种人是普通人，他们漠视健康，无动于衷，结果是健康贬值，带病活到七八十岁；第四种人是糊涂人，他们透支健康，提前得病，提前死亡，结果生命萎缩，只活到五六十岁。因此，每一个人都要争取做聪明人，最起码要做明白人，不能满足于做普通人，绝对不能做糊涂人！可见大道至简，古今相同。

我国著名生物化学家郑集教授，1900 年出生，四川南溪人。他一生致力于营养学和生物化学研究，为我国生物化学和营养学的发展做出了卓越的贡献，并在古稀之年开辟了衰老生化机制研究，提高衰老机制的代谢失调学说，奠定了我国衰老生物化学的基础。2004 年，已经 104 岁的郑集教授被“英国剑桥国际人物传记中心”授予“21 世纪最有成就奖”，并入选该中心正在编撰的《世界名人传记专集》。

郑老曾自作《生死辨》一首，可见其大智慧：

有生即有死，生死自然律。彭祖八百秋，蜉蝣仅朝夕。寿夭虽各殊，其死则为一。

造物巧安排，人无能为力。勿求长生草，世无不死药。只应慎保健，摄生戒偏激。

欲寡神自舒，心宽体常适。劳逸应适度，尤宜慎饮食。小病早求医，大病少焦急。

来之即安之，自强应勿息。皈依自然律，天年当可必。

当然，称得上“智者寿”的人还很多，如季羡林先生、钱钟书先生等。

《黄帝内经》称：“智者之养生也，必顺四时而适寒暑，和喜怒而安居处，节阴阳而调刚柔，如是僻邪不至，长生久视。”意思是说，聪明的人懂得如何保养生命，一定会按照春夏秋冬四季的特点来调节自己的衣食住行以适应气候变化，调整自己的情绪并且起居有常，时时注意调节自身与外界的阴阳平衡，就会远离疾病，健康长寿。

人生三死

孔老夫子与鲁哀公曾经讨论过长寿的问题。鲁国的国君问孔子："听说智者能长寿，仁者也能长寿，这种说法对吗?"孔子说："对呀。人生有三种死亡，不是因为寿命的自然死亡而引起的，而是由于他自取灭亡造成的。例如，在日常生活中不能按自然规律起居，不能合理进行饮食，不能做到劳逸适度的人，就会引发疾病而死亡，此其一也。位居下位而总是冒犯上级，并嗜欲无穷、贪得无厌，为满足自己私欲而不择手段的人，就会因为犯罪受到刑法的惩罚而死亡，此其二也。平时总是以少数触犯多数，以弱者欺辱强者，还动不动就暴跳如雷，也不估量一下自己的力量就去攻击别人，会被人攻杀而死，此其三也。这三种情况都不是因为人体的自然衰老而死亡的，而是自取的短寿而亡。真正聪明的人，仁慈宽厚的人，平时生活都非常有节制，动静结合恰到好处，喜和怒都适合时宜，既不损害天理，又不损伤人性。这样的人能够健康长寿，不是合情合理的吗?"后两种早亡的原因，简单明了，不必解释，现将第一种引起早亡的原因略加论述。

（1）起居有常，是指人们在日常生活中遵循自然界和人体生物钟规律合理安排自己的起居，以达到健康长寿的目的。

传统养生学认为“精、气、神”为人生三宝，神为生命的主宰，能够反映人体的脏腑功能和体现生命的活力，故有“失神者死，得神者生”之说。人们起居有常，作息合理，就能够保养精神，使人精力充沛，面色红润，目光炯炯，神采奕奕，故清代名医张隐庵称：“起居有常，养其神也。”长期的起居无常，作息失度，会使人精神萎靡，面色萎黄，目光呆滞无神。

人体应按照“日出而作，日落而息”的原则来安排每天的作息时间。中医认为，一日之内随着昼夜晨昏阴阳消长的变化，人体的阴阳气血也随着进行相应的调节。人体的阳气在白天运行于外，推动着人体的脏腑组织器官进行各种机能活动，所以白天是学习或工作的最佳时机。夜晚人体的阳气内敛而趋向于里，则有利于机体休息以便恢复精力。现代医学研究也证实，人体内的生物钟与自然界的昼夜规律相符，按照体内生物钟的规律而作息，有利于人的健康长寿。

（2）饮食有节，是指每日的饮食要有规律和有节制。

《养亲奉老书》就曾指出："若生冷无节，饥饱失宜，调停无度，动成疾患。"意思是说，如果饮食不注意节制生冷食物，或过饥过饱，或五味调和无度，便会引发疾病。现代医学的研究也证实，诸多疾病如肥胖、高血压病、高脂血症、糖尿病和心脑血管疾病都与膳食结构不合理有关，所以被称为"食源性疾病"。

饮食有节，就是要根据人体生命活动的需要以及消化系统的功能，适度调节饮食，养成良好饮食习惯，以达到健康长寿的目的。饮食有节包括四个方面：①定时定量，饥饱适宜。②寒热适度，一是指食品温度的寒热要适度，二是指食物性质的寒热要适度。③主副食合理搭配，荤素合理搭配，根据个人的营养需求和生理特点科学合理地进行饮食搭配，避免偏食、偏嗜。④日常生活的饮食应该以清淡饮食为主，做到低盐、低脂、低糖、低胆固醇和低刺激的"五低"饮食。

（3）劳逸有度，是指劳动强度与休息均要适合机体生理功能的要求。

传统养生学认为，正常的劳动是日常生活中所必需的，不但有利于人体气血的运行，还能增强体质，预防疾病。但过劳则有损于健康，所谓“过劳”是指过度劳累而有损身体健康，有“劳神过度”、“劳力过度”及“房劳过度”之分。劳神过度（即过度的脑力劳动）则耗伤心血，出现失眠多梦、心悸健忘等症状。劳力过度（即过重的体力劳动）则耗伤元气，出现神疲乏力、少气懒言、四肢无力等症状。房劳过度（即过于频繁的性生活）则耗伤精气，出现腰膝酸软、眩晕耳鸣、性功能下降等症状。所以说，无论是脑力劳动、体力劳动，还是性生活都应该有所节制，避免过劳而损伤身体。

传统养生学还认为，过逸（是指完全不参加或很少参加劳动或体育锻炼）会使机体的气血运行迟缓而不畅，脾胃的消化功能减弱，气血生成不足，正气下降，抗病能力降低，食欲不振，精神萎靡，易感染疾病。

所以，根据自己机体的具体情况而适量进行劳动和休息对健康长寿是有益的。

好情绪决定好身体

心理健康是身体健康的保证。有关研究表明，人体内有一种最能促进身体健康的力量，即好情绪的力量。如果善于调节情绪，经常保持心情愉快，可以达到未雨绸缪，有病早除的效果。

少私寡欲

老子、庄子是调养神志养生法的倡始人，他们提出了“见素抱朴，少私寡欲”的思想，就是说为人要质朴，不要私心太重，欲望太多。

人生之中最重要的是要保持心身健康，要学会将私欲在自己的内心世界中进行自我调节、自我限制、自我清除。只有私欲少和没有“贪欲”的人才能淡泊名利，处世豁达，性格开朗，这样就有助于心神的清静内守，保持良好的心理状态。一个人如果精神愉快，性格开朗，对人生充满乐观情绪，就会阴阳平和，气血通畅，五脏六腑协调，机体自然会处于健康状态。反之，不良的精神状态，可以直接影响到人体的脏腑功能，使脏腑功能失调，气血运行阻滞，抗病能力下降，正气虚弱，而易于导致各种疾病。

南京中医药大学的干祖望教授，是我国著名的中医耳鼻喉专家，八十多岁高龄仍身心两健，坚持出门诊为患者服务。老先生在《健康指南》杂志上发表的《淡——真正的养生之道》一文介绍了自己健康长寿的秘诀。干先生在文中引用庄子的一段话："平易恬淡，则忧患不能入，邪气不能袭，故其德全而神不亏。"认为用淡字养生，在心则不受污染，玉洁冰清，邪不内生；在身则永远没有刺激和损害，故能"阴平阳秘"而永享天年。干先生之"淡"字，即少私寡欲也。

知足常乐

老子称："乐莫大于无忧，富莫大于知足。"所谓的"无忧"和"知足"其实就是自己内心的自我体验和感觉，也是个人情感世界自我调节的结果。在人生的旅途中，每一个人都有自己的位置，所以应该对自己的位置具有充分的满足感，而"知足常乐"就是要将这种满足感通过自己内心世界的自我调节使之达到最佳水平。我们每年春节都将"福"

字倒贴在门上，以祈求福气的到来，其实幸福就在我们身边，关键是看我们能不能体验得到，这就是古语中所讲的“知福福常在”的意义。

鱼儿不必羡慕鸟儿能够在空中自由地飞翔，鸟儿也不必羡慕鱼儿能够在水中自在地遨游，每个人都有自己的位置和生活的舞台，所以一定要懂得珍惜。仔细想一想，你就会发现有许多东西是你拥有而别人不可能得到的，而有许多东西则是别人拥有而你不可能得到的。如果你总是想那些自己拥有而别人无法得到的东西，你就会感到满足，感到快乐，感到幸福，自然会有一个好的心情。如果你总是去想别人拥有而你无法得到的东西，你就会感到失望，感到沮丧，感到不幸，心情就会郁闷不安。

“知足常乐”就是要对自己所处的生活与工作环境及社会地位有充分的满足感，比如对自己的居住环境、家庭生活、工作环境、社会地位等等都感到满足，这样的人心情自然会好。有位哲人说得好：“当我为自己没有鞋子穿而苦恼时，我看到了一个人没有双脚，感谢上帝，我的心情一下子变好了。”

现代医学把“知足常乐”用公式化表示：期望值决定情绪

期望值＝理想值/现实值

当期望值＝1 时，心态平和；

当期望值＜1 时，就高兴；

而当期望值＞1 时就痛苦，而且期望值越大越痛苦。

所以有人把“期望值”称为“情绪的调节钮”。

要学会调节自己的“期望值”，要把期望值调到 1 或 1 以下的位置才能体验到幸福。

如果能做到无忧无愁，知足常乐，人们就会有一个好心情，就会感到人生道路上充满着阳光和欢乐，这样的人自然会健康长寿。

快乐的心

对于不快乐的人来讲，缺少的往往不是产生快乐的事件，而是把握快乐的智慧和乐于接受快乐的精神。很多时候，不是快乐离我们太远，而是我们不知道自己和快乐之间的距离；不是获得快乐太难，而是我们缺乏寻找快乐的决心。

有一位著名的音乐家在“文革”中被打成“反

动的学术权威”，下放到农村劳动改造。他吃住都在牛棚里，每天都要为牛铡草喂料。“文革”结束后，老教授返回学院继续从事教书育人的工作。有人对他曾受到过的不公正待遇表示气愤，问他在牛棚时是不是很苦。他乐呵呵地说：“没有感觉很苦呀。”别人说：“您作为一个音乐家，没有练习音乐的机会，不是很痛苦吗？”老教授说：“我一直在练习音乐，我铡草的速度都是按 2/4 拍节的。”

所以，对每一个人来讲，世间并不缺乏快乐的事，而是缺乏快乐的心。

现将《做人的学问》一书中关于快乐的学问摘录出来与读者共分享：

你改变不了环境，但你可以改变自己；你改变不了事实，但你可以改变态度。

你改变不了过去，但你可以改变现在；你改变不了他人，但你可以改变自己。

你不能控制他人，但你可以掌握自己；你不能预知明天，但你可以把握今天。

你不可能样样顺利，但你可以事事尽心；你不可能左右天气，但你可以左右你的计划。

你不可能选择容貌，但你可以选择表情。

你有时不可能改变自己的处境，但你时时都能够改变自己的心情。

你不能预测生命的长度，但你可以尽量地伸展生命的长度和宽度。

心情愉悦

古人称："体壮为健，心怡为康。"意思是说，身体强壮称为"健"，心情愉快称为"康"，健康的意思是既要身体强壮，没有缺陷，没有疾病，还要心情愉快，不悲伤，天天都有好心情，这样才能算得上是"健康"。

现在社会上流行"高干不如高薪，高薪不如高寿，高寿不如高兴"的说法，说明人们开始认识到天天都能有个好心情比什么都重要。可近年来，一种叫做"抑郁症"的疾病越来越受到人们的重视。抑郁症就是以心情低落为主要特征的一种疾病，患者可能在躯体上没有什么疾病，也没有能够引起情绪低落的生活事件或理由，但就是高兴不起来，总是感觉活着没有意思，生不如死，被称之为心理疾病患者，也不是健康的人。

人要有良好的性格，性格好的人往往社会适应能力强，并有一个人见人爱的好人缘，与这样的人一起工作或学习是十分愉快的。“生活就像一面镜子，你对它笑，它也对你笑；你对它哭，它也对你哭。”热爱生活，关心他人，总是生活在灿烂的阳光下，这样的人能不健康长寿吗?!

兴趣广泛

北京大学一位九十多岁的老教授记忆力很好，别人对他讲的一些奇闻异事，他都能记下来再讲给他的家人和朋友。我们知道，老年人记忆功能衰退的主要表现是近期记忆的减退，也就是说刚刚做的事或说的话很快就忘记了，但远期记忆较好，对自己童年或青壮年时期的事情却记得很清楚。老年人近期记忆功能的好坏是衡量记忆减退与否的重要依据。老教授能够将别人讲过的事情进行叙述，说明老人的近期记忆好，提示脑的记忆功能基本正常。

我们曾请教过老先生的养生之道，他说，自己的记忆力好主要原因有两条，第一得益于父母的先天禀赋，第二得益于自己的后天保养。老先生出生于长寿家庭，父母及兄弟姐妹均是长寿之人，但更重要的还是老先生数十年坚持的自我保养方法之一：热爱生活，兴趣广泛。

老先生每日要保证 4 小时的看书时间，上午 2 小时，下午 2 小时，所涉及的范围十分广泛，包括天文地理、散文小说、杂志报刊、中外名著等。购书看书是老先生的一大爱好，房间里的书籍众多，戏称“书海”。每日临睡前还要自己背诵唐诗一首，长年不断。周一和周三常请朋友来家聊天，周二和周四请朋友来家玩桥牌，周六和周日则全家欢聚，享受天伦之乐。

老先生喜欢养鱼、养猫、养鸟，自称是“海陆空三军总司令”。老先生养的这只乖猫既不吃鱼，也不食鸟，却与鱼鸟为友；鸟儿也不是笼养而是在各个房间自己飞翔，笼子只是它夜间睡觉的地方。老先生还喜欢种花草，一年四季鲜花不断。进入老教授的家如同到了自然博物馆，花儿红，草儿绿，鸟在空中飞，鱼在水中游，猫在地上跑，生机勃勃，其乐融融。

需要提醒的是，如果有些老年人出现记忆力严重减退的情况，用以上方法并不能改善记忆，这可能是得了老年痴呆症，应该去医院进行检查，以便得到及时的治疗。

老年人心情舒畅身体壮

长久的孤独，尤其是老年丧偶者，甚至会产生变态心理，常被戏称为“老小孩”。所以，老年朋友都应学会随遇而安，学会知足常乐，这样才能享受愉快的晚年生活。

坚持十条标准

心理状态对老年人的心身健康具有重要影响。良好的心理素质有益于增强体质，提高抗病能力，而不良的心理则有损机体健康。老年人拥有怎样的心理状态才算是健康呢？有关学者制定了十条心理健康标准。

1. 充分的安全感

何谓安全感？是指没有危险或受到威胁的感觉。安全感是人类的基本需要之一，需要多层次的环境条件，如社会环境、自然环境、工作环境、家庭环境等等，其中家庭环境对安全感的影响最为重要。因为，安全感所需的最基本条件就是要有一个属于自己的小天地，这个小天地就是家。家是遮风避雨的小屋，家是躲避风浪的港湾，有了家才会有安全感。当然，社会环境的安定、自然环境的优美、工作环境的舒适都有利于安全感的增强，都有利于心身健康。

2. 充分了解自己

能否对自己的能力做出客观准确的判断，对自身的情绪有很大的影响。如过高估计自己的能力，勉强去做超过自己能力的事情，常常会得不到想象中的预期结果，反而使自己的精神遭受失败的打击；过低估计自己的能力，自我评价过低，缺乏自信心，常常会产生抑郁情绪。因此，过高或过低判断自己的能力都不利于心身健康。

3. 生活目标切合实际

生活目标的制定既要符合实际还要留有余地，不要超出自己及家庭经济能力的范围。如果制定的生活目标超出了经济能力所能承受的范围，超出越多，精神负担就会越重，所体验的挫折感就越强烈。“知足常乐”就是要对自己的家庭生活及环境有满足感，这样心情才能愉快。

4. 与外界环境保持接触

接触外界环境，一方面可以丰富自己的精神生活，另一方面可以及时调整自己的行为，以便更好地适应环境。与外界环境保持接触包括三个方面，即与自然、社会和人的接触。老年人退休在家，有着过多的空闲时间，不要总把自己关在家里，要走出家门，与大自然接触，与社会接触，与各个年龄段（特别是老年）的朋友接触，并进行各种形式的精神和情感的交流，这对预防老年抑郁症及老年痴呆有重要意义。目前，在全国各地普遍建立了老年活动中心、老年文化活动站等，为老年人提供了思想交流和文化活动的场所。大中城市建立了各种形式的“老年大学”，也有助于老年人增长知识，陶冶情操，同时为老年人与外界环境接触提供了条件。

5. 保持个性的完整与和谐

个性包括需要、动机、兴趣、能力、气质、性格等等。个性中的能力、兴趣、性格与气质等各个心理特征必须和谐统一，这样在生活中才能体验出幸福感和满足感。例如，一个人的能力很强，但对其从事的工作没有兴趣，也不适合他的性格，所以他未必能够体验成功感和满足感。相反，如果他对自己的工作感兴趣，但能力很差，力不从心，也会感到很烦恼。

6. 具有一定的学习能力

俗话说："活到老，学到老，人过七十还学巧。"现代社会，科学技术飞速发展，各种知识不断更新，为了适应新的生活方式，就得不断学习新的东西。比如，不学习电脑就体会不到网上聊天的乐趣，不学习健康新观念就提高不了健康的水平。学习可以锻炼老年人的记忆和思维能力，对预防脑功能减退和老年痴呆有益。

7. 保持良好的人际关系

人际关系包括夫妻关系、亲子关系、婆媳关系、同学关系、朋友关系、师徒关系等。人际关系的形成包括认知、情感、行为三个方面的心理因素。认知因素是指个体对人际关系状况的了解；情感因素是指交往双方相互间在感情上的好感程度和交往现状的满意程度；行为因素则是指具体的人际交往行为。情感因素对人际关系的建立起着主导作用，制约着人际关系的亲疏程度及稳定程度。因此，情感方面的联系是人际关系的主要特征。人际关系中，有正性积极的关系，也有负性消极的关系，而人际关系的协调与否，对人的心理健康有很大的影响。

8. 能适度表达与控制自己的情绪

情绪是人对客观事物是否符合人的需要与愿望、观点而产生的体验。凡是能够满足人的需要，或符合人的愿望、观点的客观事物，就会使人产生愉快、喜爱等肯定的情绪体验；否则，就会使人产生烦闷、厌恶等否定的情绪体验。发生于外界的客观事物引起人体内心的相应情绪反应是情绪健康的标志之一，所以，人们应该有喜怒哀乐不同的情绪体验，但对不愉快的情绪必须给予释放，以求得心理上的平衡。但不能发泄过分，否则，既影响自己的生活，又加剧了人际矛盾，同样对心身健康无益。

9. 有限度地发挥自己的才能与兴趣爱好

人的才能和兴趣爱好应该充分发挥出来，但不能超出社会道德范围，不能妨碍他人的利益，不能损害社会团体的利益。一个人的才能与兴趣爱好应该对自己有利，对家庭有利，对社会有利。否则，只顾发挥自己的才能和兴趣，而损害了他人或团体的利益，就会引起人际纠纷，增添不必要的烦恼，对心身健康造成伤害。

10. 在不违背社会道德规范的前提下，个人的基本需要应得到一定程度的满足

当个人需求能够得到满足时，就会产生愉快感和幸福感，这种感觉对心身健康有益。但人的需求往往是无止境的，必须受社会法律法规的限制和社会道德标准的约束。在法律与道德的规范下，满足个人适当的需求是最佳的选择。如果超出这些范围，就会受到良心的谴责、舆论的压力乃至法律的制裁，反而对心身健康无益。

做到“四好”和“五快”

四好是指：精神好、情绪好、适应能力好、人际关系好。

“精神好”是指精力充沛、精神旺盛。精神，一般来讲是指人的意识、思维活动和心理状态，广义上还包括人体外在表现出来的活力。人体的精神好还表现在有较强的求知欲望，愿意学习和接受新鲜事物。

“情绪好”是指性格开朗、情绪乐观、心情愉

快。情绪是指人对客观事物是否符合自己需要的态度体验。人们要想情绪好，就要正确认识自己和周边环境，努力做到清心寡欲，知足常乐，使自己天天都有好心情。

“适应能力好”是指人们要能够适应各种角色的转换。老年人，尤其是那些刚刚离退休的老年人，要能够适应社会角色、职业角色及家庭角色的转变，及时调整自己的位置和心态，保持良好的心情。

“人际关系好”是指一个人的人缘好，能够与周围的人和睦相处。人们所要接触的人际关系，主要是单位同事、家庭成员以及亲朋好友，如果能够妥善处理好这些关系，那么对自己的工作、学习及生活都是十分有益的。

五快是指：食得快、便得快、睡得快、说得快、走得快。

“食得快”，千万不要误解为吃饭的速度快。“食得快”，是指胃口好，吃什么都香，不挑食，吃什么都痛快。这里特别强调的是，老年人进食千万不要追求速度，一定要细嚼慢咽，这样才有利于食物的消化和吸收。有的养生专家曾提出：每一口食物都应该咀嚼30次以上才能下咽。现代医学研究证实，食物在口腔中经过充分咀嚼，可以刺激口腔内的腺体分泌唾液，唾液除含有一些促进食物消化吸收的酶类外，还有一些抗衰老物质。食物经过牙齿的咀嚼后，颗粒变得细小，再经过舌头的搅拌，使食物与唾液充分地混合，这样既有利于食物通过食道，也利于消化系统的消化和吸收。

“便得快”是指二便通畅，大便无秘结不通，小便无排尿困难或淋漓不尽的现象。大便通畅提示消化系统的功能正常，既可以保证食物的营养成分能被有效地消化和吸收，又可以及时地将食物残渣排出体外，减少肠道内有毒物质的形成和吸收，避免这些物质对机体的损害。小便通畅提示泌尿系统功能正常，因为血液经肾脏过滤后，在形成的尿液中含有多种有毒代谢物质（如尿酸、肌酐、尿素氮等），及时地将这些有毒物质排出体外，会有利于人体的健康。

“睡得快”是指入睡的时间短，躺下后就能很快入睡，不失眠。睡得快提示精神与中枢神经系统功能正常，睡眠状态好，有益于机体各系统的功能恢复。近年来，科学家们经研究后得出结论：睡眠除了可以消除疲劳，使人产生新的活力外，还与提高免疫力、增强疾病抵抗力有密切关系，所以提出了“健康体魄来自睡眠”的观点。

“说得快”是指讲话流畅而有条理。说得快提示老年人的头脑清晰，思维灵敏，反应良好，精神和中枢神经系统的功能正常。

“走得快”是指四肢关节灵活，运动自如。走得快说明人体的神经系统及运动系统（包括骨骼、肌肉、关节等）的功能正常。

长寿老人的四个习惯

我国的老年医学工作者对部分城市和农村的百岁老人进行调查研究后发现，除遗传、社会、环境等因素之外，老年人的生活方式和行为习惯等对健康长寿有重要影响。主要表现在四个方面：

1. 心态平和，知足常乐

老年医学工作者对北京、上海、天津、南京等城市和郊区农村的百岁老人，以及江苏如皋、广西巴马、海南三亚等地区的百岁老人进行调查研究后得出的结果表明，长寿老人的性格可分为内向型和外向型两种，但其共同特点是顺其自然，知足常乐。在百岁老人中，性格温和者占绝大多数，其沉静安详的心态，乐观稳定的情绪，十分有益于长寿；少数长寿者性格急躁易怒，但其性格开朗，有情绪便及时发泄出来，对长寿也无明显损害。天津市对200多位90岁以上的健康长寿老人做了一次问卷调查，得出他们长寿的秘诀有4条，其中前3条都与精神因素有关：①心理状态较好，安稳、淡泊、知足、快乐。②多与子女共同生活，有良好的亲情关系。③婚姻和谐，200余名被调查的健康老人全部已婚，且大部分婚史都在50年以上。南京市对长寿老人的调查结果也表明，90%的老人之所以长寿，与老人知足常乐，衣食随缘，与世无争，随遇而安的精神状态有关。

2. 饮食以低热量，多蔬菜水果为主

南京市对长寿老人的调查结果表明，长寿老人经历过晚清、民国及新中国三个时期，大多数人的经济条件较困难，所以饮食的摄入具有低热量、低脂肪、少肉食、多蔬菜水果、多膳食纤维食品的特点。广西巴马地区的百岁老人，主食以玉米、大米和薯类为主，习惯于吃粗加工的粮食和营养丰富的豆类。该地区盛产各种蔬菜和水果，可供当地人一年四季食用，保证了维生素和膳食纤维的摄入量。长寿老人的肉、蛋、奶及动植物油脂的摄取量都比较少，且习惯于淡食。因此，他们的饮食也具有低热量、低脂肪、低动物蛋白、低盐、低糖和高维生素、高膳食纤维的特点。而且他们的心脑血管疾病发病率很低，更加有助于长寿。

3. 经常进行适量的体力活动

城市和农村的长寿老人都有一个共同特点，就是一生中都坚持进行体力活动（包括家务劳动或生产劳动）。现代医学研究表明，经常进行适量的体力活动，可以预防和延缓机体的衰老和生理功能的减退，改善心血管功能，对高血压、高血脂有一定的防治作用，还能强壮骨骼和肌肉，改善关节功能，控制体重增长，降低癌症发病率和死亡率。

4. 日常生活有规律

传统养生学认为起居有常可以使人健康长寿。起居有常是指在日常生活中要有规律，按时起床，按时休息。大多数长寿老年人都有早睡早起的习惯，这是非常符合生理需求的。人体具有顺应天时的生物钟，在早晨5～6时生物钟开始出现“高潮”，体温升高，精力充沛，适宜起床活动。随着时间的推移，生物钟功能进一步增强，人的精力处于一天中最佳状态，较适合进行脑力劳动。午间生物钟有一个小低潮，适合进行半小时至1小时的午睡。下午生物钟又出现一个高潮，此时体力处于最佳状态，进行体力劳动或锻炼较好。晚上生物钟开始进入低潮，为睡眠做准备，所以睡眠的最佳时间应是晚上9～10时。老年人保证充足的睡眠时间对大脑有利，能够延缓中枢神经系统的衰老。

安全度过“离退休”这一关

老年人到了离退休年龄后，都要从原来的岗位上退下来，开始一种新的生活，这是一个不可抗拒的社会规律。

老年人正式离退休后，每天因为过多的空闲而感到无所事事，生活空虚，可产生烦躁、抑郁的情绪变化和躯体上的不适，即所谓“离退休综合征”。心理反应主要表现是情绪上的波动，常见的有烦躁、情绪易激动，有失落感、孤独感和自卑抑郁感等。躯体反应主要有睡眠不安、心区不适、食欲不振、血压波动、易怒及疲劳等心身障碍。

调查资料表明，离退休后老年人出现不适应反应的约占10%～40%，不适应时间常持续一年或一年半，其中以离退休后三个月至半年内表现得最为明显，两年以后绝大多数人能逐步适应。

如果患上“离退休综合征”，可以试着采取以下措施：

（1）做好离退休前的心理准备。既然国家有明确的离退休规定，就应该提前做好思想准备和工作准备，以免突然接到离退休通知时，心理上无法承受，进而产生情绪波动。

（2）提前做好离退休后的生活安排。离退休后的前半年是老年人思想波动、情绪低落最明显的时期，需要单位、家庭和个人提供多种形式的帮助。如单位多组织一些适合老年人的活动，比如旅游、文体活动等。家庭成员要对老年人给予理解，多关心爱护，对其情绪波动多宽容，让其感到家庭的温暖。

（3）离退休后再就职。老年人离退休后，如果身体健康状况较好，又有一技之长，再就业应该说是一件利国利民的好事，对稳定老年人的情绪很有利。

（4）安排好离退休后的业余生活。离退休后的老年人应积极参加各种形式的活动，要走出家门到大自然中去，在各种社会活动中寻找乐趣。例如到老年活动中心、老年文化活动站去结交新朋友，或到老年大学学习新知识，这样既有助于老年人增长知识，陶冶情操，还有利于老年人修身养性，调节情绪。

第二章

起居养生智慧经

• 春天，人们应晚睡早起，起床后要全身放松，在庭院中悠闲地散步以舒畅自己的情志。

• 夏天，人们应晚睡早起，不要抱怨白昼太长，不要恼怒或激动，要使自己的情绪像自然界的植物一样充沛旺盛，让身体适量出汗以及时宣泄体内的阳气。

• 秋天，“秋老虎”最易袭击四类人，即儿童、老年人、孕妇及因慢性疾病而体质虚弱的人。特别是气温高、湿度低、空气干燥，容易对人体造成损伤。

• 冬天，人们应早睡晚起，有利于阳气的潜藏和阴精的积蓄；还应减少活动，以免扰动阳气，损耗阴精。

顺应四时的起居养生法

一年四季有春温、夏热、秋凉、冬寒的特点。人在四季气候条件下生活，也应顺应自然界的变化而适当调节自己的起居规律。

春季养生宜调情志

春天是自然界万物复苏，各种生物欣欣向荣的季节。人们要顺应自然界的规律，晚睡早起，起床后要全身放松，在庭院中悠闲地散步以舒畅自己的情志。

中医理论认为：肝属木，与春季相应，在志为怒，其生理特性为“喜条达而恶抑郁”。也就是说，肝在五行学说中属木，与自然界的春季相适应，在“喜怒忧思悲恐惊”七种情志中与怒的关系最为密切，有“大怒伤肝”之说。肝的生理特点是喜欢舒展、条畅的情绪而不喜欢抑郁郁闷的情绪。所以，春季养肝的重点是保持心情舒畅，不生气和不发怒。

在春季，患有高血压病（肝阳上亢）、肝病（肝郁气滞）和脾胃病（肝气犯胃）的部分患者会表现出情绪低落、烦躁易怒、胸胁满闷、胃脘胀痛等症状，应特别注意精神上的调养。具体方法是：

1. 修身养性法

所谓“修身”，是指努力提高自己的品德修养，即修德。也就是说，平日注意品德的修养，不做违心违法的事，少私寡欲，知足常乐，使自己的心境自然平和。所谓“养性”，是指精神情志的调养。也就是说，要注意自己的情感和情绪的调节，避免急躁、焦虑、忧郁和愤怒等不良情绪。

2. 闭目定志法

当自己感觉焦虑不安、烦躁易怒时，可采用闭目定志法。具体方法是：双目闭合，凝神定志，将自己的全部注意力都集中到呼吸的调整上，使呼吸均匀和缓，有“气沉丹田”的感觉，10～30分钟即可使人情绪逐渐平静，心平气和，精神内守，坦然舒畅。

3. 宣泄情绪法

遇到不顺心的事，心情感到郁闷时，可采用疏泄情绪法。疏泄情绪的方法很多，如找朋友谈自己心中的苦闷，去健身房健身，到丛林中或湖泊旁跑步，或到无人处大哭一场等。常言道：“人生不如意者十之八九。”意思是说，在人的一生中，身处逆境的时间往往要多于顺境的时间，所以不必在意。当自己身处逆境，苦闷、惶恐之时，切不可生闷气，要应用各种方法及时宣泄。

夏季养生遵循五个原则

《黄帝内经》称：“夏三月，此谓蕃秀。天地所交，万物华实。夜卧早起，无厌于日，使志无怒，使华英成秀，使气得泄。”意思是说，夏天的三个月，是自然界万物繁荣秀丽的季节。人们应该顺应夏季的特点，晚睡早起，不要抱怨白昼太长，不要恼怒或激动，使自己的情绪像自然界的植物一样充沛旺盛，并且让身体适量出些汗以及时宣泄体内的阳气。

一年之中，夏季是阳气最盛、天气最热的季节，人们应该遵照季节的特点进行养生，使自己平安度过炎热的夏天。夏季养生主要从精神、起居、饮食等方面着手。

1. 防情绪中暑

炎热的夏季，许多人心情变得烦躁，爱发脾气、性情急躁，常为鸡毛蒜皮的小事与别人发生矛盾，心理学家称之为“情绪中暑”。特别是在气温超过 35℃，日照时间超过 12 小时以后，“情绪中暑”的几率就会急剧上升，所以在炎热的夏季进行精神养生，保持平静的心境尤为重要。

宋代温革有诗称：“避暑有要法，不在泉石间。宁心无一事，便到清凉山。”故古人称“静在心，不在境”，只要使自己的情绪平静下来，神清气爽，遇到不顺心的事采取“冷处理”的态度，就会取得“心静自然凉”的效果。

2. 晚睡，早起，午睡

夏季，人们可以适当晚些睡觉，早些起床，但仍需要保证足够的睡眠时间。因为睡眠与情绪有着密切关系，睡眠不足，心情会变得急躁。夏季的合理睡眠时间应该是：就寝时间为 22：00～23：00，起床时间为 5：30～6：30。夏季，清晨空气比较清新，晨起后应到室外进行一些体育活动。

在夏季，由于夜间睡眠时间明显缩短，所以可以通过午睡来补充睡眠。午睡不但能使人体得到充分休息，消除疲劳，提高午后的工作效率，还能够改善脑部供血，增强体力和机体的防护能力。有资料表明，午睡可大大减少夏季脑溢血的发病率。但午睡的时间也不宜过长，一般以 30 分钟至 1 小时为宜。

3. 不宜贪凉

夏季不宜过于贪凉，如室内的温度过低、用凉水冲澡或洗脚、冷饮吃得过多等。一般来讲，夏季室内外的温差以不超过 10℃为宜。

4. 掌握饮食养生的四个原则

夏季天气炎热，各种生物繁殖最为活跃，同时也是细菌、病毒生长繁殖最快的时期。炎热的夏季，还会影响人的食欲和消化，使人们饮食减少，消化不良。此外，夏季还是胃肠道疾病的多发季节，如急性肠炎或痢疾等。所以夏季更应注意饮食卫生和饮食调养来保障身体健康。夏季饮食养生的总原则是：①饮食以清淡为主。②保证充足维生素。③保证充足的无机盐。④适量的蛋白质补充。

5. 科学补充水分

夏季人体出汗多，所以要特别注意饮水量的增加，一般来讲，每天的饮水量应在 2000 毫升左右。提倡主动饮水，不要等到自己感到口渴后再饮水，而是经常少量地喝些水以维持机体的需要。夏季多进食一些牛奶、豆浆、粥、汤等稀食也是补充水分的好方法。如早餐喝豆浆，午餐喝汤，晚餐喝粥，睡觉前喝牛奶，上下午喝茶，都能起到生津止渴、清凉解暑、补养身体的作用。下面介绍几个具有清热消暑的食疗方：

绿豆汤或绿豆粥

原料：绿豆 300 克，大米 50 克，冰糖适量。

制法：将绿豆及大米洗净，放入高压锅中，加水 2000 毫升，煮沸 10 分钟，放凉后加入冰糖即可饮用。

功效与主治：具有消暑止渴、清热解毒、生津利尿的功效，适合于夏季饮用。绿豆汤中加入大米可减轻绿豆的苦涩味，并有健脾作用。如天气炎热出汗多，也可以加少许食盐。或用大米 200 克，绿豆 50 克，同煮成粥，具有清热解毒、消暑利水的作用。

新酸梅汤

原料：乌梅 50 克，山楂 50 克，五味子 10 克，大枣 10 克，薄荷叶 10 克（鲜者 50 克），冰糖适量。

制法：将乌梅、山楂、五味子、大枣洗净，加水2000毫升，煮沸30分钟后加入薄荷，再煮5分钟即可，代茶饮。

功效与主治：具有生津止渴、敛汗止泻的功效，适合于夏季饮用。

荷叶粥

原料：大米200克，荷叶10克（鲜者50克）。

制法：将大米和荷叶洗净，加水2000毫升，同煮成粥。

功效与主治：味道清香，粥中略有苦味，可醒脾开胃，有消解暑热、养胃清肠、生津止渴的作用。

长夏预防“暑湿”

中医药学理论将一年分为五季，把夏季分为“夏”和“长夏”，夏属“火”而长夏属“土”。那么“夏”和“长夏”在时间上是如何划分的呢？我们知道，阴历的四、五、六月三个月是夏季。中医学将阴历的四月和五月定为“夏”，阴历的六月定为“长夏”。

从中医学理论来讲，夏与长夏在季节特点上是不相同的，“夏”的特点是以“炎热”为主，而“长夏”的特点则是以“湿热”为主。因为每年阴历六月除了炎热外，还会出现多雨或阴雨绵绵的情况，空气中的湿气加重使得相对湿度增大，其气候的表现特点是以潮湿闷热为主。所以从传统养生学的角度讲，在长夏这个季节中要特别注意预防“暑湿”。

中医认为，“湿”是引起人体疾病的六种淫邪之一，为长夏主气，与人体的脾相应，故有“水湿困脾”、“长夏防湿”之说。潮湿闷热的天气对人体最明显的影响就是食欲减退，饮食无味，消化吸收功能下降。中医称湿为阴邪，最易损伤人体的脾阳，使脾阳不振，引起脾胃运化功能的减弱，所以会出现脘腹胀满、食欲不振、不思饮食、口淡无味甚至恶心欲吐等临床表现。湿邪引起的疾病还可以表现为倦怠乏力、头身困重、精神萎靡等症状。

（1）起居养生的预防原则是降温除湿。长夏时节，可利用空调设备来改善潮湿闷热的环境。空调机的功能有两个部分，一是调节温度，二是调节湿度，所以在降低室内温度的同时还应利用空调机的除湿设备进行除湿，以保证温度和湿度都达到人体感到舒适的水平。一般来说，室内温度以25℃～27℃比较合适，而相对湿度以40%～60%为宜。

(2) 饮食养生的预防原则是清热祛湿健脾。适合长夏食用的寒凉性质的蔬菜有绿豆芽、黄豆芽、竹笋、茭白、苦瓜、西红柿、黄瓜、莲藕、油菜、菠菜、芹菜、莴苣、白萝卜、茄子、冬瓜、丝瓜等；寒凉性质的瓜果有西瓜、甜瓜、橘子、橙子、柑、苹果、梨、枇杷、芒果、罗汉果、荸荠、甘蔗、柿子、香蕉、柚、猕猴桃等。寒凉性质的蔬菜瓜果多具有清热消暑的作用，可以消除夏季的暑热。

因长夏气候潮湿易引起脾胃功能下降，所以还应该适当食用具有健脾渗湿利水的食物，如薏米、赤小豆等。下面介绍两个健脾祛湿的食疗方：

薏米小豆粥

原料：薏米20克，赤小豆30克，大米100克，水适量。

制法：将薏米、赤小豆用冷水浸泡2小时，大米洗净，加入适量的水，同煮成粥。

功效与主治：具有健脾渗湿、清热消暑的功

效，适用于长夏体倦困重、食欲不振者食用。

橘皮茶

原料：橘皮10克（鲜者加倍），冰糖适量.

制法：用开水浸泡后代茶饮。

功效与主治：具有理气开胃、燥湿化痰的功效，适用于暑湿所致的脘腹胀满、饮食无味等症。

夏季必备药之异同

藿香正气水与十滴水都是夏季家庭中必备的药品，均能治疗夏季胃肠不适、腹痛恶心等症状，所以有人误认为这两种中成药可能差不多，可以相互代替使用。其实，藿香正气水与十滴水有着很大的区别，两者在药物组成、功效主治、用法用量上都不相同。

1. 药物组成不同

藿香正气水是由广藿香油、紫苏叶油、苍术、陈皮、厚朴、白芷、茯苓、大腹皮、半夏、甘草浸膏等辛温芳香解表药和健脾理气燥湿药组成的。十滴水是由樟脑、干姜、大黄、小茴香、肉桂、辣椒、桉油等芳香开窍和驱风温胃等药物组成的。两者的药物组成迥然不同。

2. 功效主治不同

藿香正气水有解表化湿、理气和中的功效，主治因外感风寒和内伤湿滞所致的头痛昏重、脘腹胀痛、呕吐泄泻等症。

外感风寒是指人体因感受风寒之邪而引起的疾病。临床表现为恶寒发热、头痛头昏等症状。

内伤湿滞是指人体因感受暑湿之邪而引起的疾病。临床表现脘腹胀痛、恶心呕吐、肠鸣泄泻等症状。中医认为夏季阴雨天气较多，是一年中湿气最盛的季节，当湿气侵犯人体易滞留脾胃时则影响脾胃的运化功能而引发疾病。

现代医学研究证实，藿香正气水可用于夏秋季节感冒、肠胃型感冒、流行性感冒、急性胃肠炎、消化不良等疾病，临床应用有较好疗效。临床表现有恶寒发热、胸膈满闷、恶心呕吐、肠鸣泄泻者可以服用。

十滴水有健胃、祛风的功效，主治因中暑所致的头晕恶心、胃肠不适、腹痛等症。

中暑是指人体因感受暑热之邪而引起的急性疾病。暑热之邪侵入人体后，上蒸清窍故有头晕或头痛症状。如果暑热兼湿，郁蒸中焦，使脾胃升降失常，故有恶心、胃肠不适、腹痛等症状，可急服十滴水而治之。

总之，藿香正气水主要用于夏季感受风寒湿邪所引起的疾病，治疗范围较广泛，可治疗夏秋的各种感冒及胃肠炎等，亦可用于中暑而引起的胃肠不适；而十滴水仅用于中暑证，即感受暑热或暑热挟湿而引起的头晕昏迷、胃肠不适等。一药主治风寒湿之邪所致疾病，一药治暑热湿之邪所致疾病，两者的功效主治不同。

3. 用法用量不同

藿香正气水用于治疗夏季感冒、胃肠炎等疾病，病程常为 2～5 天，故应每日服用 2～3 次，每次用量为 5～10 毫升，直到痊愈为止。

十滴水用于治疗中暑，属于短暂的急性疾病，病程仅数十分钟或数小时，故在发病时服用 2～5 毫升即可。因十滴水所含的药物成分有一定毒性，故不宜多服。

目前，市场上有藿香正气丸和藿香正气水两种剂型，藿香正气丸为水丸或蜜丸剂，藿香正气水为口服液剂，两者均依据宋代《太平惠民和剂局方》

中记载的藿香正气散而经现代工艺配制而成，其药物组成、功效主治基本相同，可以相互代替使用。

入秋需防“秋老虎”

人们常常把立秋节气后出现的炎热天气称为“秋老虎”。从气象学角度讲，形成秋老虎的原因是控制我国的西太平洋副热带高压秋季逐步南移，但又向北抬，在该高压控制下晴朗少云，日射强烈，气温回升至35℃以上，而且空气干燥，湿度小，持续时间一般约7～15天。

“秋老虎”最易袭击四类人，即儿童、老年人、孕妇及因慢性疾病而体质虚弱的人。特别是气温高，湿度低，空气干燥，容易对人体造成损伤，中医学称其为“秋燥”，是初秋时节引发人体生病的主要原因。

在“秋老虎”肆虐期间，适当调节居室或办公室的温度和湿度环境。室内温度以26℃～28℃为宜，相对湿度以40％～60％为最佳。

在居室或办公室养一些花草或观赏鱼，除美化环境和改善室内空气质量外，还能够增加室内空气的相对湿度。在室内地板上适量洒些水或使用空气加湿器都可以有效提高空气湿度。

中医典籍《黄帝内经》称："秋三月……早卧早起，与鸡俱兴。"意思是说，在秋季的三个月里，作息时间要如同鸡一样，早睡早起。早睡（指晚10时左右），以顺应阴精的收藏，早起（指早晨6时左右）以顺应阳气的舒张。充足的睡眠时间可以提高人体对"秋老虎"的防御能力，减少疾病的发生。

从饮食养生保健方面预防"秋老虎"的侵袭，除要求饮食要荤素搭配，营养素丰富齐全外，特别提出要多吃一些寒凉多汁的蔬菜水果，如黄瓜、西红柿、冬瓜、百合、白萝卜、胡萝卜及梨、苹果、葡萄、荸荠、甘蔗、柑橘、香蕉、柿子、菠萝、罗汉果、大枣等，不但有利于维生素的补充，还能够增加水分的摄入。

预防"秋老虎"的饮食要以清热滋润为主，并适当增加水的摄入，提倡"一浆一汤一粥一奶"饮食方法，即早餐喝豆浆，午餐喝汤，晚餐食粥，睡觉前半小时喝牛奶。饮食上要尽可能少食用花椒、辣椒制作的辛热食物，更不宜吃烧烤食品，以防引发温燥证。

大家还可以通过以下动作进行养生。

（1）咀嚼鼓漱。晨起和睡前，作上下腭运动。然后闭嘴，舌抵上腭，鼓漱 100 次，使津液满口，徐徐咽下。咀嚼时，胃肠血流量增加，可抵御秋季凉气对胃肠的损伤。

（2）压揉承浆。承浆穴在唇下凹处，以食指用力压揉，口腔内会涌出分泌液。糖尿病患者用力压揉此处 10 余次，口渴即可消失，在不缺水的情况下，而不必反复饮水。这种分泌液不仅可以预防秋燥，而且含有使人延缓衰老的腮腺素，可使老人面色红润。

（3）按鼻开窍。中医认为肺开窍于鼻。不少人鼻黏膜对冷空气异常敏感，秋天一到冷风一吹，就伤风感冒，经久难愈。初秋即应坚持用冷水洗脸，并按摩鼻部，有助于养肺。方法为：将两手拇指外侧相互摩擦，有热感后，用手指在鼻梁、鼻翼两侧上下按摩 50 次，可增强鼻的抗寒力，亦可治伤风、鼻塞不通等。

（4）洁肤养肺。中医认为皮肤为肺的外围屏障，秋燥最易伤皮肤。秋季皮肤的养护首先要补充水分，多洗温水浴，浴后擦些护肤品。洗澡按摩有利于促进血液循环，使肺和皮肤气血流畅，皮肤充满活力，从而润肤益肺。

防“秋燥”的饮食妙方

“秋燥”与“秋燥证”是中医学概念，当人体处于亚健康状态时称“秋燥”，而发展为疾病状态时称“秋燥证”。

秋燥属于亚健康状态。人们常用“相对湿度”来表示空气中所含的水汽。一般来讲，人体感觉最舒适的湿度是40%～60%。由于秋天空气中水汽含量小，空气潮湿程度低，其相对湿度也随之下降。当相对湿度低于40%时，人们就开始感觉干燥而不舒服；低于30%时，人体皮肤、鼻腔或口腔黏膜中的水分很快蒸发掉，会明显感觉到皮肤干涩粗糙、鼻腔干燥疼痛或口燥咽干、大便干结等。但此时尚处于亚健康状态，及时采取预防措施可以避免发展为疾病状态。

当秋燥未能及时得到预防和控制时，便会发展为疾病状态，中医称为“秋燥证”，即是指人体因感受秋季燥邪而引发的疾病，其中包括在秋季发生的上呼吸道感染、急性支气管炎、肺炎等呼吸系统疾病。

秋燥证又可分为“温燥”和“凉燥”。秋季可以分为两个时期，即前期和后期。前期包括立秋、处暑、白露三个节气，是由炎热、潮湿的夏季逐渐转变成为清凉、干爽的秋季过程，特点是夏季炎热还没有完全退去，秋季的凉爽干燥已经来临。秋天的前期所患的秋燥证多以温燥为主，临床表现以发热恶寒、头痛汗少、咳嗽少痰、咽干鼻燥、口渴、舌红苔白为主。后期包括秋分、寒露、霜降三个节气，是由凉爽、干燥的秋季逐渐转变为寒冷冬季的过程，其特点是在凉爽干燥气候中逐渐进入到寒冷的冬季。秋天后期所患的秋燥证多以凉燥为主，临床表现以发热轻、恶寒重、头痛无汗、鼻塞、咳嗽稀痰、咽干唇燥为主。

饮食预防秋燥的方法：

1. 主动饮水

秋季干燥，人们应该适当地多喝些水，健康的成年人每天应饮水1500毫升以上。喝水可以分为两种情况：一是在人体没有感觉到口渴的情况下，经常少量地喝些水，我们称为“主动饮水”，是一种良好的习惯；二是当人体感觉到口渴时才去喝水称为“被动饮水”，是错误的饮水方式。因为人体感觉口渴的时候，机体的器官细胞已处于缺水状态，此时再喝水已经比较迟了。我们提倡“五一二”饮水法，“五一”的意思是5个1杯，即早晨起床后半小时喝1杯白开水，早餐时喝1杯豆浆，午餐时喝1碗汤，晚餐时喝1碗粥，睡前半小时喝1杯牛奶；“二”的意思是上下午各喝两杯茶。主动饮水对预防秋燥有着重要的意义。

2. 饮食调养

（1）芝麻粥。芝麻50克，米100克。先将芝麻炒熟，最好研成细末，待米煮熟后，拌入芝麻同食。秋季常食，既可益寿延年，还可润肺，是秋季保健粥的佼佼者。对便秘、肺燥咳嗽者有一定疗效。

（2）胡萝卜粥。将胡萝卜用素油煸炒，加100克米和水煮粥。因胡萝卜中含有胡萝卜素，人体摄入后可转化为维生素A，适于皮肤干燥、口唇干裂者食用。

（3）菊花粥。菊花10克，米100克。先将菊花煎汤，再同米煮成粥。因其具有散风热、清实火、明目等功效，对秋季风热型感冒、心烦咽燥、目赤肿痛等有较好的治疗功效。同时，对心血管疾病也有较好的防治作用。

冬季防病多注意起居

冬季天寒地冻，草木凋零，动植物多冬眠状态以养精蓄锐，为来年生长做准备。人体也应该顺应自然界的特点而适当减少活动，以免扰动阳气，损耗阴精。故传统养生学提出，人们在冬季早睡晚起，有利于阳气的潜藏和阴精的积蓄，对健康有益。

现代医学研究也证实，冬季早睡晚起可避免低温和冷空气对人体的侵袭而引发呼吸系统疾病，同时也可以避免因严寒刺激诱发心脑血管疾病。充足的睡眠还有利于人体的体力恢复和免疫功能的增强，有益于预防疾病。

在寒冷的冬季，等太阳出来半个小时以后再进行晨练活动是非常科学的。研究资料已表明，冬季清晨地面上的空气污染最严重，各种有毒有害气体因夜间温度下降而沉降于地表面，只有待太阳出来和地表温度升高后，才能升高向空中散去。特别是冬季的清晨常常有雾，雾天不仅给交通造成不便，也损害人体的健康，自古就有“秋冬毒雾杀人刀”

之说。因为雾中含有很多“脏东西”，包括尘埃、细菌等多种有害物质。据测定，雾滴中各种酸、碱、盐、胺、酚、尘埃、病原微生物等有害物质的比例，比通常的雨滴高出几十倍。如果冬季的清晨，在雾天锻炼，随着运动量的增加，人的呼吸势必加深、加快，自然就会更多地吸入雾气中的有害物质，从而诱发或加重支气管炎、呼吸道感染、咽喉炎、眼结膜炎等诸多病症。

在日常生活方面，要注意避寒保暖。冬季天气寒冷，室内温度要适宜，以18℃～25℃最合适，室内温度过高或过低都对健康不利。室内温度过高，就会造成室内外温差过大，易引发感冒；室内温度过低，人长期生活在低温环境中易引发呼吸系统疾病和心脑血管疾病。被褥的厚薄应根据室温的变化进行适当调整，以人体感觉温暖且不出汗为宜。外出所穿的棉衣应以纯棉布为宜，要松软轻便、贴身保暖。

冬季，人要特别注意三个部位的保暖。第一，颈部的保暖。有的人在冬季持续咳嗽且不易治愈，仔细观察后发现，原因是穿开领服装时把颈部过多地暴露在了外面，寒冷空气直接刺激颈部气管造成的，而改换高领服装并加用毛围脖后症状便消失了。第二，背部的保暖。背部是人体的阳中之阳，风寒等邪气极易通过背部侵入人体，从而引发外感性疾病、呼吸系统疾病和心脑血管疾病。背部保暖，宜穿棉背心，睡时也要注意背部保暖，避免寒邪的侵袭，以免损伤阳气。第三，脚部的保暖。足为人体之本，是三阴经之始和三阳经之终，与人体十二经脉、脏腑、气血相联系。常言道："寒从脚下起。"因脚远离心脏，供血不足，热量较少，保温力差，所以脚的保暖很重要。除了白天要注意对脚的保暖外，每晚坚持用热水洗脚可促进全身的血液循环，有增强机体防御能力、消除疲劳和改善睡眠的作用。

冬季还应该注意保持室内空气的清新。严寒的冬季，有些人因怕冷而紧闭门窗，使得室内空气不能流通而污浊不堪，影响健康。所以，冬季在调节室内温度的同时，还应注意室内空气流通和湿度调节，特别是在天气晴朗的时候要及时开窗通风，以保持室内空气的新鲜。

冬季运动的注意事项

俗话说："冬天动一动，少生一场病；冬天懒一懒，多喝药一碗。"说明冬季锻炼身体的重要性。寒冬季节，坚持室外锻炼，能提高大脑皮层的兴奋性，增强中枢神经系统体温调节功能，使身体与寒冷的气候环境取得平衡，适应寒冷的刺激，有效改善机体抗寒能力。特别是冬泳，它是一项融空气浴、日光浴、冷水浴为一体的锻炼方式。有研究资料表明，长期坚持冬季锻炼的人，耐寒力强，不易患感冒、支气管炎、肺炎、冻疮等，还能够预防老年人常见的骨质疏松症。在冬季运动时要注意以下几点：

1. 时间宜晚

早晨锻炼最好待日出以后再进行锻炼，因日出后温度上升，空气中的污染物也有所减少，还有进行日光浴的作用。

2. 防寒保暖

严寒季节进行锻炼一定要注意防寒保暖，以免受寒。

3. 预备活动

在锻炼前一定要做好充分准备活动。因冬季气温低，血流缓慢，肌肉、关节及韧带的弹性和灵活性降低，极易发生运动损伤。

4. 循序渐进

每次锻炼时运动量应由小到大，逐渐增加，不要骤然进行剧烈运动，以免发生意外。

5. 鼻吸口呼

运动换气宜采取鼻吸口呼的呼吸方式，因为用鼻腔吸气对空气有加湿加温作用，还能防灰尘和细菌，对呼吸道起到保护作用。

6. 适量运动

冬季的运动量不宜过大，可选择运动量较适宜的全身性运动，如太极拳、慢跑、做操等，以保持充足的体力。

7. 因时而宜

冬季锻炼应根据当天的天气情况来选择运动方式和地点，要避免在大风、大雪、大雾、大寒中锻炼。

8. 增加营养

冬季运动消耗能量较多，应适当增加营养。

冬季要远离抑郁症

冬季，寒风凛冽，万物凋零，容易引起人们的悲伤情绪，有的人还会变得郁郁寡欢，百无聊赖，精力明显衰退。一旦冰雪融化、大地回春，这些症状又会自行消失，情绪和精力也恢复了正常，这种病症被称为冬季抑郁症。近年来，这种病发病率有逐年增加的趋势。

冬季抑郁症的患者主要表现为：每到冬季就会出现悲伤、忧郁、沉闷的情绪，自觉全身疲惫，整日无精打采，注意力不集中，失眠或睡眠质量差，严重者甚至丧失工作或生活自理能力。本病对身心健康危害较大，使人体的免疫功能明显下降，导致机体防御能力减弱。

对抑郁症病因研究的结果表明，该病与遗传、神经生物学改变（特别是5－羟色胺的降低）及错误的认识方式有关。冬季抑郁症的发病原因除以上几个外，还与人体的生物钟不能适应冬季日照时间短的变化，从而导致生物节律紊乱和内分泌失调，造成情绪与精神状态紊乱有关。

中医认为，冬季精神养生的原则是“宁静为本，保养精神”。就是说，在冬季要以安定清静为根本，以保持精神上的愉快和情绪上的稳定。《黄帝内经》中提到“使志若伏若匿，若有私意，若已有得”，意思就是说，在冬季应避免各种不良情绪的干扰和刺激，让自己的心情始终处于淡泊宁静的状态，遇事做到含而不露，秘而不宣，这对预防冬季抑郁症十分有益。

防治冬季抑郁症时，还要注意增加日光照射的时间和户外活动的时间。在空气新鲜、阳光充足的地方散步或运动，对防治冬季抑郁症有很好的疗效。因为日光可以增加大脑中5－羟色胺的合成与分泌，而5－羟色胺这种神经介质对提高人体的愉快情绪和改善睡眠都非常有益。研究资料表明，抑郁症的发生与大脑中的5－羟色胺减少有关，所以增加大脑中5－羟色胺的含量是治疗抑郁症的有效方法之一。散步和运动还能够对脚掌（如涌泉等穴位）起到刺激与按摩的作用，让大脑的左右半球交替产生兴奋和抑制，使神经内分泌系统得到有效调节，并促进心血管系统功能，改善血液循环，增强体力，使抑郁症状得到有效治疗。

防治冬季抑郁症，大家还可以试试放松疗法。放松疗法就是通过自我调整训练，使身体各部肌肉逐渐放松进而达到整个身心放松的目的，有意识地控制自身的心理生理活动。也就是说，人为地将自己的“随意肌肉”放松，再间接地使“情绪”松弛下来，让自己处于轻松愉快的精神状态。具体方法是：平卧在床上，调节呼吸使之缓慢平稳，由足趾开始放松，逐渐至全足、小腿、大腿、躯干部、手指、全手、上肢、颈部、头面部，全身放松。环境应安静温暖，也可放些轻松的音乐，持续时间为15～20分钟。

此外，经常听听轻松悦耳的音乐，多参加一些能振奋精神的文体活动，多与朋友谈心聊天，读些健康向上的书籍，都能够有效防治冬季抑郁症。

不能忽视的起居养生细节

细节决定健康。在进行起居养生时，有些细节是不能忽视的。如：人体生物钟、晨练指数、着装指数等。

按照人体生物钟进行养生

如果人们按照人体生物钟进行起居养生，就能保养精神，增强体质，提高抗病能力。

1. 按照人体生物钟的规律进行养生保健

中医理论认为，一日之内随着昼夜晨昏阴阳消长的变化，人体的阴阳气血也进行相应的调节而与之相适应。人体的阳气在白天运行于外，推动着人体的脏腑组织器官进行各种机能活动，所以白天是学习或工作的最佳时机。夜晚人体的阳气内敛而趋向于里，则有利于机体休息以便恢复精力。现代医学研究也证实，人体生物钟与自然界的昼夜规律相符，按照体内生物钟的规律进行作息，有利于机体的健康。正常的作息时间：每天早晨 6：00～6：30 起床；中午 12：00～13：00 午休；晚上 23：00 前睡觉。

2. 按照人体生物钟的特点预防疾病

例如，哮喘常常会在夜间加重，提前给予药物预防会减轻病情；心脑血管疾病在上午的发病率较高，提前采取预防措施可以有效降低其发病率和死亡率。

3. 按照人体生物钟的规律服药

许多药物在体内的吸收分布、代谢和排泄等都有自身的昼夜节律，在不同的时间服药，同一种药物，同一剂量的药物，其疗效和毒性反应可能相差二三倍，甚至几倍。目前，根据人体生物钟的规律来服用药物，以提高疗效和减少毒副反应（即时间药物学研究）已引起越来越多的学者重视。

传统养生学认为，人体应按照春夏秋冬四季变化规律对起居进行适当调整。一年四季有春温、夏热、秋凉、冬寒的特点，自然界中的生物根据一年四季的特点应有春生、夏长、秋收、冬藏的规律。《黄帝内经》称“春三月……夜卧早起；夏三月……夜卧早起；秋三月……早卧早起；冬三月……早卧晚起。”意思是说，四季的作息时间应有所不同，“春夏养阳”宜晚睡早起，以养阳气；“秋冬养阴”则应“早卧早起”或“早卧晚起”，以养阴精。

冷面、温齿、热足胜似药

长期坚持“冷面、温齿、热足”这样一个良好习惯，可以起到很好的养生保健作用，所以有“冷水洗脸，美容保健；温水漱口，牙齿长久；热水洗脚，强似吃药”之说。

冷面，是指用冷水洗脸。冷水是指水温20℃左右的水。一般情况下，从水龙头流出来的自来水基本上就是20℃左右的冷水，可以直接用来洗脸。传统医学认为，人体的6条阳经均在头面部进行交接所以称头为“诸阳之会”，“精明之府”。现代医学认为，脑部是人体的神经内分泌系统的中枢，对全身的各个系统和器官起着调节和管理作用。所以，用冷水洗面从中西医两方面讲都是有益的。

冷水洗面，可以促进面部的血液循环，增强机体的抗病能力。冷水的刺激可以使面部和鼻腔的血管收缩，刺激后血管又反射性地进行扩张，一张一弛，既促进面部的血液循环，改善面部组织的营养供应，又增强面部血管和皮肤的弹性，所以除能够预防疾病外，还有一定的美容作用。

温齿，是指用温水刷牙和漱口。温水是指水温35℃左右的水。人体口腔内的温度是恒定的，牙齿和牙龈在35℃左右时，才能进行正常的新陈代谢。如果刷牙或漱口时不注意水温，经常给牙齿和牙龈以骤冷骤热的刺激，则可能导致牙齿和牙龈出现各种疾病，缩短牙齿寿命。

特别是冬季天气寒冷，在刷牙漱口时更要注意用温水。研究资料表明，用温水刷牙有利于牙齿的健康，反之，长期用凉水刷牙，就会出现牙龈萎缩，牙齿松动脱落的现象。我们都知道牙齿的寿命要比人体的寿命短，但不知道其根源是出在“凉水刷牙”这一习惯上，所以在寒冷的季节更应注意用温水刷牙。

热足，是指每晚在临睡前用热水泡脚和洗脚。热水是指水温在 45℃～50℃ 的水。从传统医学上讲，双足是人体阳经和阴经的交接地点，有诸多穴位，对全身的气血运行起重要作用。从现代医学讲，足部为肢体的末端，又处于人体的最低位置，离心脏最远，血液循环较差。

用热水泡脚洗脚，从中医讲，可以促进人体的气血运行，并有舒筋活络、颐养五脏六腑的作用；从西医讲，可以促进全身血液循环，从而达到增强机体各个器官的生理功能和恢复疲劳的目的。

看气象，做晨练

多年来，人们都喜欢在早晨迎着灿烂的阳光，外出活动和锻炼身体，认为早晨起来呼吸新鲜空气，活动筋骨对健康有益。但近年来的研究发现，一天之中，早晨和晚上的空气污染最严重，其中早晨 7 时和晚上 7 时左右为污染高峰时间，不适于体育锻炼。

空气中的污染物主要来源于工厂、汽车及家庭等排放的废烟、废气和绿色植物排出的二氧化碳。当地面温度高于高空温度时，气体上升，空气中的污染物被带到高空并扩散开；当地面温度低于一定高空的温度时，天空中就形成一个看不见的“逆温层”，像一个大盖子一样压在地面上空，使地面空气中的各种污染物不易扩散。当太阳出来后，地面迅速升温，逆温层就会逐渐消散，于是空气中的污染物也就扩散了。所以，上午 10 时以后至下午 4 时之前是地面空气较清洁新鲜的时间，离退休的老年人应选择在这段时间进行运动锻炼。

除此之外，还应注意气象条件的变化，如天气情况、降水、风力、温度、湿度和空气清洁度等，尤其是早晨锻炼时段里的气象状况更为重要。目前，气象部门已公布晨练指数：

1 级：非常适宜晨练，各种气象条件都很好。

2 级：适宜晨练，一种气象条件不太好。

3 级：较适宜晨练，两种气象条件不太好。

4 级：不太适宜晨练，三种气象条件不太好。

5 级：不适宜晨练，所有气象条件都不好（所有气象条件是指天空状况、风、温度、湿度以及污染状况）。

雾天和霾天不适宜在室外锻炼，尤其是浓雾天或霾天。浓雾是由高密度的细小水滴悬浮在空气中形成的，细小水滴中溶解了大气中的一些酸、碱、盐、胺、苯、酚以及埃、病原微生物等有害物质。霾天是由大量烟、尘等微粒悬浮而形成的现象，在晨练过程中，人体的耗氧量增加，呼吸量加大，空气中的有害物质会通过呼吸系统进入人体从而危害健康。

晨练时还应注意以下几点，气温突然下降或上升时应适当增减衣服，否则很容易患伤风感冒或其他疾病。在雨雪天或雨雪过后，道路、场地较滑应暂停锻炼，以防止摔倒跌伤甚至骨折事故的发生。

参考着装指数，减少感冒发生

人穿上衣服以后，在衣服和皮肤之间就形成一个温暖的空气层。由于空气是热的不良导体，因此能保证人体热量散发速度减慢，同时衣服有较好的吸汗和透气性能，于是在这一小气层内就形成了使人体感觉舒适的小气候。

穿上衣服以后，人体感到最舒适时，皮肤平均温度为33℃，衣服内层与皮肤间空气温度为32℃左右，相对湿度约50%。衣服越厚，空隙中含空气越多，保温性越好。环境温度较低时，增加衣服厚度可维持最舒适状态。着装指数就是根据人体感觉的舒适程度制定的。

着装指数，是指为了保持人体表温度的恒定，使人体保持舒适状态所需的衣服厚度，是气象部门根据自然环境对人体感觉温度影响，包括天空状况、气温、湿度及风等气象条件进行分析研究后总结出来的。着装指数可以提醒您根据天气变化适时着装，以减少感冒的发生。着装气象指数共分八级：

1级：天气炎热，气温≥28.0℃。夏季着装：短衫、短裙、短裤、薄型T恤衫、敞领短袖棉衫等。

2级：天气热舒适，气温24.0℃～27.9℃。夏季着装：短裙、短裤、短套装、T恤。年老体弱者：单层薄衫裤、薄型棉衫。

3级：天气舒适，气温21.0℃～23.9℃。春秋过渡装：单层薄衫裤、薄型棉杉。年老体弱者：针织长袖衬衫+背心、长裤、薄型套装。

4级：天气凉舒适，气温18.0℃～20.9℃。春秋过渡装：针织长袖衬衫+背心、长裤、薄型套装、牛仔衫裤。年老体弱者春秋着装：一件薄羊毛衫+夹衣或西服套装。

5级：天气温凉，气温15.0℃～17.9℃。春秋着装：一件羊毛衫、套装、夹克衫、西服套装、马甲衬衫+夹克衫配长裤。年老体弱者：一件厚羊毛衫+夹衣或风衣。

6级：天气凉，气温11.0℃～14.9℃。春秋着装：毛衣、风衣、毛套装、西服套装。年老体弱者：一到两件羊毛衫+大衣或毛套装。

7级：天气冷，气温6.0℃～10.9℃。春秋着装：一到两件羊毛衫、大衣、毛套装、皮夹克。老年体弱者冬季着装：棉衣、冬大衣、皮夹克、内着衬衫或羊毛内衣+毛衣再外罩大衣。

8级：天气寒冷，气温<6.0℃。冬季着装：棉衣、冬大衣、皮夹克、内着衬衫或羊毛内衣+毛衣再外罩大衣。年老体弱者尽量少外出。

花粉浓度分等级，级级明了行放心

花粉是植物的雄性生殖细胞，花粉颗粒的直径大约为20～40微米。花粉既可以在风的作用下在空气中传播，也可以在昆虫的作用下直接受粉。过敏性体质的人在吸入花粉以后，会产生过敏反应，称花粉过敏症或花粉症，是一种较为常见的变态反应性疾病，在有些国家已成为季节性的流行病。花粉之所以会引起人体过敏，是由于花粉颗粒在人体中形成引发过敏的抗原，进而引起变态反应而使人过敏。近些年来的研究表明，花粉症患者对花粉浓度的反应是因人而异的，有的人对某种特异性的花粉，过敏性反应强烈，哪怕是只吸入少量花粉也能引起过敏性反应，而有的人是在空气中花粉浓度达到一定高度时才会产生过敏反应。严重的花粉症患者可反复发作，不但会给病人带来痛苦，有时甚至可以危及患者生命。能够引起人体过敏的花粉有以下几个特点：①以风为媒介的花粉。②花粉的直径小。③花粉的数量大。④花粉的质量轻。⑤花粉具有较强的致敏性。

花粉症发病还具有明显的季节特性，它可以随着花季的到来而出现，也随着花季的结束而消失。

在我国北方，每年花粉症发病的高峰主要是春秋两季，一般是在春季的4～5月和秋季的8～9月。花粉症的发病也有明显的地区性。我国的北方地区干燥多风，花粉易于传播，而南方地区则湿润多雨，花粉不易传播，所以花粉症主要出现在北方，而南方较少。如北京地区春季常见的花粉有圆柏、柏、侧柏、杨树、白蜡树、柳树、臭椿、榆树、雪柳、构树等，而夏秋季常见的花粉有蒿、律草、蓖麻等。近年来，具有高致敏性的豚草花粉越来越多，也成为引发过敏症的因素之一。

花粉过敏症是一种危害人体健康的常见病和多发病，临床表现主要是鼻痒、眼痒、打喷嚏、流鼻涕、流眼泪，常被人误认为是患了感冒，严重者会诱发气管炎、支气管炎、哮喘、肺心病等。目前，除脱敏疗法外，对花粉过敏症尚无较好的治疗方法，所以在春秋两季的花粉高峰期，尽量减少外出，不到树木花草多的地方去，将花粉吸入量降到最低限度。在干燥多风的天气里，可关闭门窗，以减少花粉的侵入。在户外活动时戴口罩，可以明显缓解或减轻症状。此外，及时了解本地区、本季节空气中的花粉浓度实况，对诊断和预防花粉过敏症也有重要作用。花粉浓度主要分为四级：

1级：花粉低浓度，每千平方毫米花粉数目在100粒以下，花粉致敏性较弱，有花粉过敏症的人可放心出行。

2级：花粉中浓度，每千平方毫米花粉数为100～200粒，对花粉过敏的人应尽量避免到花草树木较多的公园、野外去，减少与花粉的接触，外出时需采取戴口罩等防护措施。

3级：花粉高浓度，每千平方毫米花粉数达200～400粒，有花粉过敏症的人应尽量减少外出，重症者避免外出，必要时采取有效的防护措施。

4级：花粉极高浓度，每千平方毫米花粉数达400粒以上，对花粉过敏者无论轻重都应该高度重视，尽量避免外出，并采取积极有效的防护措施。

别把睡眠不当事

睡眠是人恢复精神和体力的重要手段之一，所以睡眠质量的好坏直接影响人的生命质量和身体健康。有调查结果表明，我国有42.5％的人存在着不同程度的失眠问题，而在这些失眠者中有50％以上的人白天精神萎靡、打瞌睡，27.7%的人情绪不佳，38.9%的人工作或学习受影响。

睡眠好身体才好

人的一生大约有 1/3 的时间需要在睡眠中度过，所以说人们在生命过程中需要睡眠，就像需要阳光、空气、水和食物一样。但人们常常重视合理膳食、适量运动、戒烟限酒、心理平衡等因素，却忽视了睡眠对健康的影响。

其实，睡眠对人体的健康也是十分重要的，良好的睡眠是身体健康的重要标志之一。国外的研究证实，一个人如果连续 24 小时不能睡觉，就会出现困倦思睡，注意力不集中，记忆能力减退，工作效率降低的现象；48 小时不睡觉，会出现情绪不稳，反应迟钝等；持续超过 100 小时不能睡眠，会出现神志不清，幻觉与妄想或严重的精神障碍。动物实验也证实，狗不给食物可以存活 25 天，持续不能睡眠却最多只能存活 6 天。由此可见睡眠的重要性。

长期睡眠不好的人会老得快，这种说法是有道理的。首先，长期的睡眠不足及过度疲劳对人体的神经系统及内分泌系统有着较大的影响，使神经内分泌系统对全身的调节能力降低，而出现全身无力、头晕目眩、精力下降的情况。其次，对人体的免疫功能产生影响，使得免疫力降低，抵御疾病的能力下降。如果睡眠障碍未能得到诊治而进一步发展的话，就可能出现严重状态，影响心血管、呼吸、消化等多系统的生理功能，从而出现衰老性病变。英国的一项研究表明，不良的睡眠习惯可使感冒、抑郁症、糖尿病、高血压病、中风、心脏病和癌症的发病率增加。

我们常常说在日常生活中要注意“劳逸结合”，“劳”是指工作或学习，“逸”是指休息（其中包括休闲的娱乐活动）。对于疲劳来讲最好的恢复方法就是休息，你可以采用你所喜欢的各种休息方式，但是最好的休息方式就是睡眠，因为睡眠是质量最佳、最理想、最完整的休息。良好的睡眠对稳定神经系统，平衡内分泌系统，调节生理功能，储存和蓄积精力，提高记忆能力，补充机体的能量消耗，增强免疫功能，提高抵御疾病的能力等都有着重要的作用。对长寿老人的调查结果也表明，绝大多数健康长寿的老人睡眠状况良好，而睡眠不好的老年人却极少能够长寿。

睡眠可分为睡眠时间和睡眠质量两部分。睡眠时间，是指每天睡眠时间的长短，一般为 7～8 小时，但不同年龄、不同个体的睡眠时间存在一定的差异，总体来讲睡眠时间过长（10 小时以上）或过短（少于 6 小时）均对健康长寿不利。睡眠质量是指睡眠后是否能达到充分休息的目的，良好的睡眠能够使机体得到充分休息，精力得到完全恢复，各种生理功能恢复正常状态，免疫能力增强，延缓衰老。所以说睡眠质量比睡眠时间更为重要。

优质睡眠的标准：

（1）入睡快，上床 10 分钟左右就能睡着。

（2）睡眠深沉，呼吸深长，不易惊醒。

（3）夜间不醒或很少醒，无梦惊现象，醒后很快忘记梦境。

（4）起床后精神好，心情舒畅，精力充沛，体力充足。

（5）白天不困倦，头脑清晰，工作学习效率高。

我国传统养生学提倡人们要睡“子午觉”，“子”是指夜间 23 时至次日凌晨 1 时，“午”是中午的 11 时至 13 时。睡“子时觉”有利于阴精的蓄积，而睡“午时觉”有利于阳气的生发，睡“子午觉”有助于人体的阴阳平衡，做到“阴平阳秘，精神乃治”。现在一些西方国家也将午睡当成一种时尚，有些企业还专门为员工安排了午休时间。

所以，认识睡眠的重要性，改变不良的睡眠习惯，提高睡眠的质量，会有利于健康长寿。

睡眠质量比睡眠时间更重要

长期以来，“每天睡够 7～8 小时才利于身体健康”的观点已被人们广泛接受。然而，人体睡眠时间的长短是次要的，关键在于睡眠质量的好坏。

人的睡眠是由浅睡眠和深睡眠反复交替进行的。人们入睡后，即进入浅睡眠阶段，然后逐渐进入到深睡眠，经 70～80 分钟的深睡眠后，进入浅睡眠，30 分钟左右再进入深睡眠，如此反复进行，一个晚上大概有 3～4 个周期。对人体健康来讲，浅睡眠和深睡眠一样重要。一般来讲，人体一天需要 7～8 小时的睡眠时间，但不是绝对的。在人的一生中，婴幼儿的睡眠时间最长，以后随着年龄的增长逐渐缩短，老年人的睡眠时间可以短一些，但以不少于 7 小时为宜。

有些老年人有这样的经历，当身体感觉特别疲倦时，抽时间打个盹儿，精力马上得以恢复，即使晚上少睡一会儿也不觉得困。因此，老年人不必过分计较睡眠时间的长短，只要每天坚持有规律的起居，提高自己的睡眠质量，就对自己的健康有益。近年来的研究也认为，分段睡眠能够提高睡眠质量。

每个人的生活习惯不同，睡眠规律也不同。例如，有人喜欢早睡早起，主要是利用白天的时间来工作学习，称“百灵鸟型”；也有人喜欢在白天多睡一会儿，而在夜晚工作学习，称“夜猫子型”；有人必须要睡 8 小时以上才能解除疲劳，而有的人睡 6 小时就完全恢复了。所以，只要睡醒后感觉头脑清晰，全身舒适就说明睡眠的质量是好的，不必计较睡眠时间的长短。如果总是感觉睡不够，没精神，总是昏昏欲睡，可能是疾病的征兆，需尽快就医。

此外，在日常生活中多到室外去运动，如做做太极拳、慢跑或散步等都可以提高人体的兴奋性，有助于改善睡眠，提高睡眠质量。

自我判断睡眠质量的方法

睡眠不好对健康有影响，而长期的睡眠障碍会严重影响人们的生活质量，容易引起人体免疫力下降、情绪烦躁和精神焦虑，并易引发高血压、神经衰弱、心脑血管意外、心理疾患及交通事故，从而给健康和生命安全带来隐患。那么，我们如何才能知道自己睡眠质量的好坏呢？下面教大家一些自我判断睡眠质量的方法。

1. 你的入睡时间是（从关灯后到睡着的时间）：（　）

A. 5～15 分钟。

B. 20～30 分钟。

C. 30～60 分钟。

D. 60 分钟以上。

2. 夜间睡眠中途觉醒：（　）

A. 无。

B. 觉醒后很快又睡眠，对睡眠质量影响不大。

C. 觉醒 1 小时左右，对睡眠质量有显著影响。

D. 觉醒 2 小时以上，严重影响睡眠质量。

3. 早晨觉醒时间：（　　）

A. 每天早晨 6 时左右觉醒。

B. 5 时左右觉醒。

C. 4 时以后觉醒。

D. 4 时以前觉醒。

4. 总睡眠时间：（　　）

A. 7～8 小时。

B. 6～7 小时。

C. 5～6 小时。

D. 5 小时以下。

5. 睡眠质量（无论睡多长）：（　　）

A. 自我感觉睡眠充足，精力充沛。

B. 感觉睡眠不足，但不影响工作或学习。

C. 感觉明显睡眠不足，影响工作或学习。

D. 严重睡眠不足，不能坚持工作或学习。

6. 白天情绪：（　　）

A. 正常。

B. 情绪略有影响。

C. 情绪低落。

D. 情绪严重低落。

7. 白天身体功能，如记忆力、认知力和注意

力：（　　）

A. 精力充沛。

B. 轻微影响精力。

C. 显著影响精力。

D. 严重影响精力。

8. 白天思睡：（　　）

A. 无思睡。

B. 轻微思睡。

C. 显著思睡。

D. 严重思睡。

以上8项自我判断，选A得0分，选B得1分，选C得2分，选D得3分。若总分小于4，则无睡眠障碍；总分在4～6之间，可疑有睡眠障碍；总分在6分以上，有睡眠障碍，需要请医生进行诊断治疗。

“谁”偷走了你的睡眠

由于生活节奏的加快、社会竞争的激烈和心理压力的增大，越来越多的人受到睡眠障碍的困扰，既影响健康也影响生活质量。失眠虽然算不上重大疾病，但它带给失眠者的痛苦并不小。影响睡眠常见的原因有以下几点：

1. 起居无常

日常生活无规律，不能定时睡觉，不能定时起床。有些是因为工作因素造成的，如24小时连续工作的三班替换的人员、飞机驾驶员等，有些则是自己放纵自己，习惯过“夜生活”的人。

2. 压力大

由于工作或学习压力大，睡觉前仍然考虑工作和学习方面的事情，思考第二天工作和学习的规划，或为今后的工作或学习成绩担心，思虑万千，影响睡眠。

3. 过分忧虑

自己对睡眠过分忧虑，总是担心自己会失眠，不相信自己可以睡得好，一到天黑，就开始担心害怕，结果是越担心越睡不着。其实睡眠是正常的生理要求，就像人饿了要吃饭一样，没有必要过分担心。

4. 过度安逸

白天的工作或学习是人体兴奋过程，夜间的睡眠是抑制过程，白天兴奋得不够，精力没有被充分利用，往往会造成到了傍晚抑制还不充分，自己感觉睡眠不好。一些离退休的老年人空闲时间较多，没有工作压力，白天休息的时间过长，所以到了夜间就会睡眠不好。

5. 兴奋性饮料

在睡觉前饮用咖啡、茶等兴奋性饮料。咖啡和茶都含有能够引起大脑兴奋的成分——咖啡因，它可以使中枢神经系统的神经细胞兴奋起来，让人难以入睡。有时晚餐喝酒也会使人精神兴奋而引起失眠。

6. 睡眠环境改变

人们对自己熟悉的睡眠环境比较适应，躺在自己家的床上有一种自然而然的安全感，所以很容易睡着。如果换了一个新的睡眠环境，一则有新奇感，二则有一种不安全感，从而影响睡眠。

7. 胃肠功能不好

中医称“胃不和则卧不安”，消化系统的功能不好，患胃肠道疾病的患者在夜间因消化道的刺激而影响睡眠，如胃炎或胃溃疡患者会因胃部的疼痛刺激而影响睡眠质量。

8. 抑郁症或焦虑症

抑郁症的表现是情绪低落，焦虑症的表现是焦虑不安，两者都会引发睡眠障碍。抑郁症容易引起早醒（即早晨三四时便觉醒，再也睡不着），同时伴有情绪低落。而焦虑症则是因焦虑不安而引起失眠，而失眠又加重焦虑症状。

患有消化系统疾病、抑郁症或焦虑症的病人，一定要到医院进行诊治，只有治好疾病才能改善睡眠。

先睡心，后睡眼

有些人由于精神压力大，工作学习紧张，心理冲突多，每天晚上睡觉前虽然很疲乏，但总是不由自主地胡思乱想，睡意全无，自觉睡眠质量差。特别是有焦虑情绪的人，往往对未来可能出现的情况总是进行负性猜测，提心吊胆、战战兢兢、紧张不安，这种情绪过度时，还会伴随手脚心多汗、心悸、心跳快、呼吸急促、肌肉收缩、颤抖等现象，称焦虑性失眠。

焦虑性失眠以入睡困难最为突出，躺在床上翻来覆去睡不着，脑子里总是想一些让人心烦而又解决不了的问题，结果越想就越睡不着。焦虑性失眠的时间长了，失眠者对睡眠也开始恐惧起来，一到晚上就想“今晚睡不着怎么办”，结果是强化了对睡眠的期待与对失眠的恐惧，越想越睡不着，如此恶性循环。

入睡前情绪焦虑，私心杂念纷乱复杂，忧心忡忡，做不到“净心”与“心静”，怎么能够睡得着呢？所以，焦虑性失眠者主要表现是入睡困难。如果在睡觉之前“勿想杂念”，让自己保持“心灵的净”和“心态的静”，使自己逐渐进入睡眠前的平静心境，就会对入睡困难者有益。

蔡元定提出“先睡心，后睡眼”观点，意思是，先要使自己的心境睡眠，然后才会使眼睛睡眠。中医认为，心脏除供应全身的血液之外，还有管理人精神、意识和思维活动的作用，所以“先睡心，后睡眼”可以解释为，先要让自己的精神、意识和思维活动处于睡眠状态，眼睛会自然而然地闭合，这样才会得到一个高质量的睡眠。如果你心境不得安宁，你即使强制闭目，也无法入睡。有的人想睡，只是把眼睛闭下，其心里仍在翻江倒海，这是一种假睡。假睡是一种折磨，是对睡眠时间的消耗。

所以，睡前摒除一切烦恼杂念，放松精神，努力做到恬淡虚无，内心安宁，使大脑处于安静的状态，使自己“心有着落，事不纷弛”，让大脑由兴奋状态转向抑制状态，然后合上双眼，自然就会酣然入梦。

好睡眠需要好习惯

古人称“日出而作，日落而息”，就是要求人们按照自然界的规律安排自己的日常生活，也说明脑的兴奋与抑制、觉醒与睡眠是有规律地进行的。现代医学也认为，有机的生物体中存在一种按照自然界的规律自行调节的生理机制，同周期性运动的自然界一样，人的思维、情绪和各器官运转都有严格的时间节律，被人们称之为“生物钟”，而睡眠是其中的重要环节。要想得到高质量的睡眠，一定要养成良好的睡眠习惯。

1. 睡眠时间有规律

坚持良好的睡眠作息制度，定时起床，定时休息，体内的生理性物质到时候就会自动调节，让人轻松入睡。每天晚上10时左右睡觉，早晨6时左右起床，中午小睡半小时，即使周末或假日也要按时起床，按时睡觉，有规律地感受阳光和黑夜，尽量让自己的生物钟与自然界保持一致。每个人可以根据自己的具体情况制定适合于自己的睡眠计划。

2. 注重卧室环境

（1）卧室的环境应安静，没有噪音。噪音不但影响睡眠，还会引起许多疾病。如果卧室周围有噪音，可以挂些较厚的窗帘，比较薄的墙壁可装隔音板。室内最好选用木质家具，因木材纤维具有多孔特性，能吸收噪音。

（2）卧室的光线应适度。卧室的光线对睡眠有很大的影响，因为睡觉时会分泌一种叫褪黑素的激素，夜晚光线减少，褪黑素分泌就会增加，因此才会有想睡觉的感觉。但过于黑暗的环境（如伸手不见五指）又会使人产生恐怖感而影响睡眠，所以卧室内的光线以能够在黑暗中模糊地辨别大件物体为宜。

（3）卧室主要用于睡眠。不要把卧室当作工作室、书房或活动场所，在卧室看书、写作、看电视或进行娱乐活动，会弱化卧室的睡眠作用而影响睡眠。

（4）卧室的温度和湿度应适宜。卧室的温度，一般以16℃～24℃为佳，夏季可提高到21℃～32℃

之间；室内的相对湿度以40%～60%为佳，冬天最好不低于35%，夏季不大于70%。

（5）保持卧室内空气清新。新鲜空气可以为人体提供充足的氧气，而睡眠时大脑需要大量氧气来保证其生理活动，因此新鲜空气能够使人睡得安稳。

3. 晚餐不过饱、不过饮

不过饱，是指晚饭不要吃得太多，否则胃肠道会不舒服，影响睡眠，古人有“胃不和则卧不安”之说，所以晚餐要吃七分饱。不过饮，是指晚饭后不要喝太多的饮料或水，一定要控制摄入量。如果晚间摄入水分太多，会造成夜间排尿次数增多从而影响睡眠。

4. 避免摄入兴奋性食物

兴奋性食物，是指含有咖啡碱类对人体中枢神经系统有兴奋作用的食物，如咖啡、茶、巧克力、可乐等。研究表明，3杯咖啡所包含的咖啡因，足以使人兴奋8小时以上。含有咖啡因的食物也能导致睡眠质量的下降。

5. 多吃有益于睡眠的食物

晚餐避免吃油腻食物和肉类食物。因为油腻食物和肉类食物在胃中停留的时间长，睡眠后胃还在不停地工作，就会影响睡眠。食物中的色氨酸是人体必需的氨基酸之一，色氨酸会转换成与调节睡眠有关的神经物质，使人产生饱足感并诱发睡眠。小米、牛奶、土豆、面条，南瓜子、腰果、开心果、火鸡肉中色氨酸含量较高。钙及镁也有安定神经系统的作用。牛奶及奶制品、奶酪、酸奶及黄豆中含丰富的钙，香蕉、燕麦片及茄子、番茄、芹菜含有丰富的镁，所以睡前一杯温牛奶加少许蜂蜜，或添加燕麦片，都有助于睡眠。

6. 睡前洗个热水澡

每天睡觉前先洗 30 分钟的热水澡也是提高睡眠质量的方法之一，特别是静静地躺在浴盆的热水中，使周围血管扩张，全身大部分血液便会流入这些扩张的血管中，脑部和内脏器官中的血液也会相对减少，大脑就会感到疲倦，表现为呵欠连连、困倦，因而有利于睡眠。

第三章

饮食养生智慧经

• 中老年人饮食的“十要”原则：饭菜要香、质量要好、数量要少、菜肴要淡、饭菜要烂、饮食要温、食物要杂、蔬菜要多、水果要吃、吃饭要慢。

• 中老年人饮食的十个“不贪”原则：不贪肉、不贪精、不贪硬黏、不贪快、不贪饱、不贪酒、不贪咸、不贪甜、不贪迟、不贪热。

老年人饮食养生的特殊要求

老年人与青年人的机体状态有着明显不同，身体各个系统和器官都出现衰老性退化，生理功能也表现出明显衰退改变。所以老年人在饮食养生方面有特殊要求，要坚持一些原则不能改变。

饮食的“十要”原则

专家对老年人饮食结构提出了“十要”的原则，以便老年人对自己的饮食结构进行适当调整，使之膳食搭配更为科学合理。

1. 饭菜要香

饭菜要香，是指饭菜搭配要合理，烹饪要得法，使得餐桌上的食品色、香、味俱全，以提高老年人的食欲。

2. 质量要好

质量要好，是指应多食用营养丰富的食品，例如必需氨基酸含量丰富且易于消化的优质蛋白，包括禽蛋肉类及豆制品等；含丰富维生素的蔬菜水果等；含膳食纤维较多的食品。

3. 数量要少

数量要少，是指每餐进食的量要少，不宜过饱，应以七八分饱为宜，尤其是晚餐更要少吃，可以采取少食多餐的方法。

4. 菜肴要淡

菜肴要淡，是指不宜食用过咸食品，食盐过多易引发高血压病及心脑血管疾病，每日的食盐摄入量应控制在 6 克以下。

5. 饭菜要烂

饭菜要烂，是指进食的饭菜要尽量做得软一些，烂一些，以便于消化吸收。

6. 饮食要温

饮食要温，是指进食的食物温度应冷热适宜，不要食用过凉的食品以免引发胃肠疾病。

7. 食物要杂

食物要杂，是指粗细粮要合理搭配，主食品种要多样化。由于谷类、豆类、鱼肉类等食品的营养成分不同，多种食物的合理搭配有利于各种营养物质的互补和吸收。

8. 蔬菜要多

蔬菜要多，是指食用的蔬菜品种要多，进食量也要适当多一些，其标准以每日进食500克以上为宜。由于新鲜蔬菜含有丰富的维生素、矿物质及纤维素，对保护心血管和防癌防便秘有重要作用，所以提倡多吃蔬菜。

9. 水果要吃

水果要吃，是指还要多吃各种水果。因为水果中含有丰富的维生素和微量元素，这些营养成分对维持体液的酸碱度平衡有很大的作用。

10. 吃饭要慢

吃饭要慢，是指老年人进食时不要着急，应该细嚼慢咽，既助于胃肠的消化吸收又可预防因进食不当而发生的意外。

饮食要做到十个“不贪”

专家认为，老年人在调整饮食结构时，应做到十个“不贪”。具体是：

1. 不贪肉

不贪肉，是指要控制肉类食品的摄入量，特别要注意不能进食易引发高脂血症及心脑血管疾病的动物性肥肉类。

2. 不贪精

不贪精，是指主食要粗细粮合理搭配，不要长期进食精细主食，以免引起便秘等疾病。

3. 不贪硬黏

不贪硬黏，是指不要贪食过硬或过黏的食品，以避免罹患消化不良等胃肠疾病。

4. 不贪快

不贪快，是指进食时要细嚼慢咽，不但可以避免鱼刺或肉骨头鲠塞咽喉的危险，还有利于胃肠对营养成分的消化吸收。

5. 不贪饱

不贪饱，是指每餐不宜过饱，以“七八分饱”为最佳，特别是晚餐一定要少。

6. 不贪酒

不贪酒，是指可以适量饮酒如50～100毫升红葡萄酒，但不宜饮酒过量或饮用烈性酒，以免诱发心脑血管疾病。

7. 不贪咸

不贪咸，是指要控制食盐的摄入量。

8. 不贪甜

不贪甜，是指不可食用过多的甜食。甜食所含的热量较多，易引起肥胖症、糖尿病、瘙痒症、脱发等。

9. 不贪迟

不贪迟，是指进食时间宜早不宜迟，特别是晚餐进食早有利于食物消化，以避免积食或低血糖。

10. 不贪热

不贪热，是指饮食不宜过热，因为过热的食物会对口腔、食管和胃造成损伤。如果长期被过热的食物所刺激，很容易患上食道癌。

膳食搭配使营养加倍

膳食的合理搭配主要参照以下六个方面：

1. 主食的合理搭配

主要是指粗细粮的搭配，不要只食用可口的精米、精面，还应该适量搭配一些粗食或豆类。食品营养学的研究证实，粗细粮搭配食用可将其营养价值提高20％～30％，并可增强食欲，促进人体的消化和吸收。

2. 副食的合理搭配

主要是指荤素搭配，肉蛋类虽然含有优质蛋白质，但是缺少维生素，且属于酸性食品，食用过多会导致血液偏酸，会引起动脉粥样硬化、心脏病、中风等疾病，癌症的发病率也较高。蔬菜、水果、豆类等均属于碱性食品，对机体的健康有益。荤素搭配不但可以使营养成分互补，而且有利于保持机体生理上的酸碱平衡，有益于身体健康。

3．主副食的合理搭配

主要是指根据主食情况适当安排副食，如以粗粮为主的主食要多安排一些肉蛋或豆腐之类的副食佐餐，以细粮为主的主食要多安排一些蔬菜类的副食。主副食协调搭配，既提高了口感又平衡了营养成分。主副食搭配还应该注意色、香、味的合理调配，以促进人的食欲。

4．干稀食物的合理搭配

每餐进食最好是干稀食物搭配，如进食米饭或面食搭配小米粥、菜汤或蛋汤，进食粗粮如窝头、玉米糕等搭配大米粥或豆粥。干稀食物搭配不但有利于胃肠的消化吸收，还能提高食物的营养价值。

5．生熟食的合理搭配

主要指蔬菜的食用要生熟搭配，特别要提醒能生食的蔬菜尽量不要熟食。因为，蔬菜中所含的维生素受热后容易分解或丢失，如果长时间烹煮可使其所含的维生素全部丢失。所以，食用洗净的新鲜蔬菜，能够保证蔬菜中所含的丰富维生素被机体很好地吸收和利用。

6. 合理烹调

（1）淘米的次数不要太多，煮饭时不要加碱，以避免维生素的丢失。

（2）蔬菜类烹调要大火、急火快炒，可减少维生素的破坏。

（3）肉类食物的炖煮时间应延长，有利于营养成分的分解和人体的消化吸收。

饮食养生的三种补益方法

饮食养生的补益方法可分为：

1. 平补法

平补法，指用药性平和或阴阳双补作用的食物进行补益的方法，如选用粳米、禽蛋肉乳及山药、枸杞子等有补虚健身的作用，适用于一般老年人的饮食保健。如山药粥对老年人消化不良性腹泻有较好的疗效。

2. 清补法

清补法，指用偏凉或泻实作用的食物进行补益的方法，如小米、萝卜、冬瓜、西瓜、梨等有推陈致新、泻中求补的作用，适用于偏实证体质的老年人。

3. 温补法

温补法，指用温热性食物进行补益的方法，如羊肉、狗肉、大枣、龙眼肉等有温补阳虚的作用，适用于畏寒肢冷、神疲乏力的老年人。

另外，传统饮食养生学还提出老年人应“食宜早”、“食宜少”、“食宜缓”、“食宜淡”、“食宜暖”、“食宜软”的饮食养生方法，对老年人也有参考价值。

现代营养学侧重于食物中营养成分对老年人健康的影响。现代营养学将营养成分分为糖类、蛋白质、脂肪、维生素、微量元素等，针对老年人某种营养成分的缺乏而进行补充，以改善其营养状态。例如老年骨质疏松症患者，多饮用牛乳制品或服用钙制剂。

四种体质的饮食方法

中医养生学将人体虚损证分为气虚、血虚、阳虚、阴虚四大类，不同虚证有不同的症状和治疗方法。

1. 气虚证

气虚证，是指机体脏腑功能衰退，元气不足而出现的全身性虚弱症状的总称。气虚证表现为：全身无力、精神疲倦、气短懒言、食欲不振、消化不良、头晕目眩、心悸自汗、脉弱无力等。中医治疗宜用人参、党参、茯苓、白术、黄芪、甘草等补气药；饮食养生宜用大米、小米、莜麦、山药、花生、白扁豆、土豆、大枣、胡萝卜、豆浆、香菇、鸡肉、牛肉、青鱼、鲢鱼等补气食品。

2. 血虚证

血虚证，是指体内血液不足，肢体脏腑百脉失于濡养而出现的全身性衰弱症状的总称。血虚证表现为：面色苍白或萎黄、无光泽、口唇色淡、头晕目眩、心悸失眠、手足发麻、脉沉细无力等。中医治疗宜用当归、白芍、熟地黄、何首乌、阿胶、龙眼肉等补血药；饮食养生宜用猪肉、羊肉、动物肝脏、动物血制品、桑葚、红糖、黑木耳、菠菜、荔枝、桂圆等补血食品。

3. 阳虚证

阳虚证，是指机体内阳气虚弱，机能衰退而出现的全身性温煦功能不足症状的总称。阳虚证表现为：面色苍白、畏寒怕冷、手足不温、疲倦乏力、口淡不渴、小便清长、大便溏泄、脉虚迟或沉弱。中医治疗宜用鹿茸、巴戟天、仙茅、淫羊藿、杜仲、狗脊、冬虫夏草、菟丝子等补阳药；饮食养生宜用动物肾脏、狗肉、鹿肉、鳝鱼、各种虾类、韭菜、刀豆、核桃仁、鸽蛋等补阳食品。

4. 阴虚证

阴虚证，是指体内精血不足或津液亏损而出现的阴液亏少，阴不制阳症状的总称。阴虚证表现为：形体消瘦、口燥咽干、眩晕失眠、潮热盗汗、五心烦热、尿少色黄、大便干结、舌红少苔、脉细数。中医治疗宜用沙参、麦冬、天冬、百合、玉竹、黄精、石斛、女贞子、墨旱莲、枸杞子、龟板、鳖甲等补阴药；饮食养生宜用银耳、白菜、梨、葡萄、牛奶、鸡蛋、甲鱼肉、黑芝麻等补阴食品。

每个人的机体状态各有不同，所以饮食养生的方法和所用食品也应有所不同。如气虚证者用补气的饮食养生方法，血虚证者用补血的饮食养生方法，气血两虚者用气血双补的饮食养生方法。如果不顾机体的具体情况而滥用补益食品，无益反而有害。如阴虚证的老年人误用补阳食品，反而加重阴虚内热而出现燥热烦闷的症状。当您不清楚自己的机体情况时，可向中医师或中医养生师进行咨询。

千万别踏进饮食养生的误区

饮食养生对增强体质、预防疾病有着较重要的作用。但是如果饮食习惯不合理，就会导致许多疾病的产生。因此，在饮食养生时，应根据个人体质、不同季节等因素作具体对待。

食疗不等于药膳

食疗，泛指利用饮食来治疗或辅助治疗疾病的方法。早在春秋战国时期，名医扁鹊就指出："为医者当须先洞晓病源，知其所犯，以食治之，食疗不愈，然后用药。"意思是说，作为医生应当首先分辨出患者的疾病根源是什么，知道会引起什么样的疾病，然后采取饮食治疗的方法。如果食疗的方法不能奏效，再采用药物治疗的方法。"药王"孙思邈，在其所著的《千金要方·食治篇》中也提到："食能祛邪而安脏腑，悦神，爽志，以资气血。"并指出："若能用食平疴，适性遣疾者，可谓良工。"意思是说，饮食疗法运用得当，就有祛病健身的作用，如果能够运用饮食疗法来治愈疾病，就是一个好医生。

俗话说"有病三分治，七分养"，饮食就是养病的重要内容。现代医学研究也证实，人体的许多疾病（如糖尿病、高脂血症、动脉粥样硬化、高血压病等）都与不合理的饮食习惯有关。采用科学合理的饮食疗法对轻症疾病有治愈的作用，对重症疾病有辅助治疗作用。例如，偶感风寒发热头痛，用生姜切细末，加红糖，开水冲服，通身发汗后便可治愈；利用控制饮食的方法来治疗初期的糖尿病，利用芹菜来治疗轻症高血压，利用燕麦防治高脂血症等。

药膳，泛指在饮食中加入适量中药材来治病健身的方法。我国传统医学历来就有"医食同源"的说法，中药中也有不少药食两用之品，如山楂、大枣、龙眼肉、薏米、绿豆等。药膳，就是以食物为主，在饮食制作的过程中加入适量的具有补益或治疗作用的中药，以达到养生保健或治疗疾病的目的。

食疗与药膳的相同点是两者都以食物为主要成分，都以治病健身为目的。两者的不同点是食疗是利用食物的特点来治疗或辅助治疗某些疾病，除有时应用药食两用的原料外，一般情况下不加入中药材；药膳是在食物中加入适量的中药材来加强饮食治病健身的作用。两者相比，食疗比药膳更为安全、简便、实用。

食物相克与饮食禁忌有不同

“相克”一词来源于五行学说的术语。“五行”是指木、火、土、金、水五种基本物质及其运动变化规律。五行学说，原属于哲学的多元论范畴，是中国古代认识自然的一种宇宙观和方法论。古人用自然界中人们最熟悉的木、火、土、金、水五种物质来归纳世间万物的属性，并用五种物质间相互滋生、相互制约的关系来论述事物之间的相互关系和变化规律。

五行之间具有相生和相克的关系。所谓“相生”，是指五行中的一行对另一行具有促进、助长和滋生的作用，如木生火，火生土，土生金，金生水，水生木。所谓“相克”，是指五行中的一行对另一行具有制约、克服和抑制的作用，如木克土，土克水，水克火，火克金，金克木。现在有人将这种“相克”的理论用于饮食营养学，是指一种食物与另一种食物同食会产生不良反应，如影响食物中营养素的吸收、产生毒副作用或引发疾病等。

饮食禁忌，是提醒人们不要进食对自身健康不利的食物，俗称“禁口”或“忌口”。元代医家贾铭在其著作《饮食须知》一书中就明确提出：“饮食借以养生，而不知物性有相宜相忌，纵然杂进，轻则五内不和，重则立兴祸患。”意思是说，饮食本来是为了营养人体生命的，但如果不知道有些食物的性质对某些人是有益的，对某些人却是有害的，而胡乱进食，轻者会引起五脏六腑的不适，重者会立即引发疾病。

食物相克与饮食禁忌两种概念既相同也不同。相同的是两者都提醒人们要注意饮食不当会对人体产生损害；不同的是“食物相克”重点强调食物搭配不当而造成损害，而“饮食禁忌”强调根据自身的具体情况避免进食不利于健康或有碍于疾病恢复及影响药效的饮食。

应该指出的是，目前图书市场上有关“食物相克”及“饮食宜忌”方面的书籍较多，鱼龙混杂，良莠不齐，有的书籍甚至不加分析就将古代文献和现代网络中搜寻来的资料随意堆砌，误导读者。所以，提出两点意见以供参考：一是在日常饮食中适当注意饮食的搭配和禁忌，避免饮食不当所造成的损害；二是不要过分地相信“食物相克”和“饮食禁忌”，将其绝对化，这也不敢吃，那也不敢吃，最终的结果会因摄入食物品种单调而导致机体营养不良。

饮食禁忌面面观

饮食禁忌有广义和狭义两种概念。广义的饮食禁忌涉及内容广泛，其中包括食物与体质、地理位置、季节、年龄、性别、病情以及饮食的调配、用法、用量等诸多方面。狭义的饮食禁忌主要包括食物与疾病方面的禁忌。由于广义的饮食禁忌涉及内容太广，所以这里仅介绍狭义饮食禁忌的有关内容。饮食禁忌主要包括以下几个方面：

1. 饮食禁忌的总原则

（1）忌食生冷。生食大量蔬菜和水果，虽然能够获得较多的维生素，但宜损害脾胃，特别是对脾胃虚寒的人更为不利。

（2）忌食黏滑。食用糯米、大麦等食品，易引起消化不良。

（3）忌食油腻。过多食用荤油、肥肉、油煎食品，易引起高血脂及动脉粥样硬化。

2. 不同季节的饮食禁忌

食物有寒凉、温热、平和等类型，不同季节应根据具体情况适当选用。如夏季天气炎热，应多选用寒凉食物以消暑解热，主食多吃小米、大麦类食品，多喝些绿豆汤，多吃些寒凉性质水果；冬季天气寒冷，应多选用温热食物以增温祛寒，如在红焖羊肉、狗肉等温性食物中，再多加些辣椒、花椒、肉桂等辛热之品，以增加温热的功效。夏季不宜食用辣椒、肉桂等辛热食品，还要适当限制温性肉类的摄入量以免助阳动火。冬季也要忌用寒凉类的食物。

3. 不同体质的饮食禁忌

身体健壮者，应该多吃清淡饮食，不宜过多食用膏粱厚味及辛辣之品。身体虚弱者，应该适量加补优质蛋白质食品，不宜过多食用寒凉蔬菜水果等食品。阳虚者，宜用饮食温补法，适量多食羊肉、狗肉等温热壮阳食品，忌用田螺、蟹肉等寒凉之品。阴虚者，宜用饮食滋阴法，饮食以清淡为主，而忌用辛辣生热的温热之品。

4. 患病期间的饮食禁忌

患病期间的饮食禁忌主要包括根据患者的具体病情（如虚实寒热），再结合食物的性质（如四气五味归经）来确定禁忌哪些食物。如脾胃虚寒的患者或体质虚弱的人应该禁食“生冷黏硬及油腻”，包括生食蔬菜水果、冷饮冷食、糯米黏面制成的食品、质粗坚硬的食物及荤油、肥肉及油炸食品等；患有风疹、风热、哮喘及疔疮肿毒等病人应禁食“腥膻发物”，包括鱼虾蟹及其他海味产品、羊肉、狗肉、动物头部肉食等；患有热证的病人应禁食辛热食物，如花椒、辣椒、葱姜、韭菜、酒等；患有寒证的病人应禁食寒凉食物，如黄瓜、西红柿、西瓜、苦瓜等。

5. 服药期间的饮食禁忌

中医学认为，患者在服药期间除考虑所患疾病的饮食禁忌之外，还应注意食物与药物间的相互影响。清代医家章杏云在《调疾饮食辨》一书中称：

"病人饮食，藉以滋养胃气，宜行药力，故饮食得宜足为药饵之助，失宜则反与药饵为仇。"意思是说，患者的饮食不但是为了滋养人体的脾胃之气，还要有助于药物功效的发挥。所以饮食得当则能够辅助药物的治疗作用，否则会影响药物的疗效。如服用补气药人参时就应该避免食用具有泄气作用的萝卜。服用中药时，药物不同，忌用的食物也有所不同。如服人参忌用萝卜、浓茶，服白术忌用大蒜、桃、李等，服甘草、黄连、桔梗忌食猪肉。

6. 妊娠期间的饮食禁忌

妇女在妊娠期间要特别注意饮食的禁忌，应避免生冷、油腻、辛辣及过甜过咸的食物。

7. 不同疾病的饮食禁忌

热性疾病，宜多食寒凉食物，如服用绿豆汤、西瓜汁或食用梨等，忌用辛热食品，如羊肉、狗肉、辣椒、花椒等。寒性疾病或外感风寒时，宜多食温热食物，如生姜红糖水有祛除风寒的作用。阳虚畏寒怕冷，多吃红焖羊肉或狗肉等，忌用苦瓜、苦菜、冬瓜等寒凉之品。阴虚内热、盗汗，多吃银耳、木耳、梨、桑葚、甲鱼等滋阴清虚热的食品，忌用羊肉、狗肉、韭菜等壮阳助火品。患有疮痈肿毒者，应禁食鱼虾类食品。

吃醋泡鸡蛋不科学

有保健杂志介绍了一个保健方，即醋浸鸡蛋，具体制法是取鸡蛋 1 个，在醋液中浸泡 3 天，待蛋壳全部软化，仅剩一层薄皮包着蛋清和蛋黄，用筷子捅破，把蛋清和蛋黄与米醋调匀，即成醋蛋液服用。据称，醋蛋液可治疗风湿关节炎、肺气肿、气管炎、哮喘、糖尿病等病症，长期饮用还具保健强身、抗衰、延年、益寿之功效。其实，这个“保健方”的吃法不但不卫生，而且治疗和保健作用也没有任何科学依据。食用“醋浸鸡蛋”会有以下几个问题：

1. 营养素吸收不完全

鸡蛋的主要营养成分是蛋白质，而蛋白质是大分子物质，不易被人体消化吸收，必须分解成小分子物质——氨基酸或小肽后才能被人体吸收利用。当鸡蛋经过加热后，蛋白质中链接氨基酸的生物键被打开，变成氨基酸和小肽类物质，经人体的胃肠系统消化吸收后作为营养素而被利用，而未经加热的生鸡蛋则难于被人体消化吸收。研究资料表明，鸡蛋的不同吃法，其营养素的消化吸收率是不同的，煮鸡蛋或蒸蛋羹为100%，炒鸡蛋为97%，生吃为30%～50%，可见生吃鸡蛋是不利于人体消化吸收的。

2. 含有对人体有害的物质

生鸡蛋的蛋清中含有胰蛋白酶抑制物、抗生素蛋白和卵白素等物质。胰蛋白酶抑制物能够抑制胃肠道内的消化酶，影响胃肠道对食物蛋白的消化吸收，可引起消化不良和蛋白质缺乏症。抗生素蛋白在肠道里与维生素等物质结合，影响人体对维生素的消化吸收，而维生素对人体的新陈代谢有着重要的作用。卵蛋白可引起人体产生皮炎、毛发脱落、食欲不振、恶心呕吐、肌肉疼痛等症状。

3. 受到病菌或病毒的污染

因为鸡蛋外壳上存有气孔，一些病原体（如沙门氏菌、霉菌、病毒和寄生虫卵等）都可能侵入蛋壳内而污染鸡蛋。醋作为一种调味品，目前还没有科学的依据证明它有某些特殊的功效。醋虽然有一定的杀菌作用，但无法彻底清除鸡蛋表面和里面的细菌。鸡蛋只有加热后，才容易被消化吸收，而且可以彻底消灭鸡蛋内的各种病菌或病毒。

吃水果也要辨体质

中医学将人体分为正常体质、阴虚体质、阳虚体质、气虚体质、血虚体质、痰湿体质、湿热体质、淤血体质、气郁体质及特异性体质十种类型，不同体质类型的人所表现出的生理和病理状态也不相同。由于中医学对人体的体质分类较详细，不同学者的分类方法和体质类型的种类也有所不同，所以非专业人员很难正确判断自己的体质。

为了便于鉴别自己的体质，我们将人体体质简单地分为虚性体质、实性体质、寒性体质和热性体质四大类。

1. 虚性体质

多见于中老年人，特别是久病或患有慢性疾病者更为多见。虚性体质的人主要表现为体形瘦弱或虚胖，自觉精力不足，精神困倦，四肢疲倦无力，声音低微甚至懒于说话，脉搏跳动无力。

2. 实性体质

多见于青壮年人。实性体质的人主要表现为形体粗壮，肌肉发达，自觉精力充沛，精神状态以兴奋为主，四肢健壮有力，声音洪亮，喜欢交谈，脉搏跳动有力。

3. 寒性体质

多见于体质偏于虚弱的人。寒性体质的人主要表现为面色白，手足凉而不温，自觉身体寒冷而喜欢温暖的环境，平时穿衣较正常人多但仍感寒冷，口不渴，饮水较少，不喜欢吃冷饮，食用生冷食品后胃肠感觉不舒服而食用温热的食物感觉舒服。

4. 热性体质

多见于体质偏于粗壮的人。热性体质的人主要表现为面色红，手足温暖发热，自觉身体温热而喜欢偏凉的环境，平时穿衣较正常人少但仍感燥热，口渴喜饮水，喜欢吃冷饮，食用生冷食品后胃肠感觉舒服而食用温热的食物感觉不舒服。

传统饮食养生学认为，食物可分为寒、凉、温、热、平五种不同的性质，不同体质的人应根据自己的体质情况选择不同的水果。我们可以把四类体质的人归纳为虚寒体质和实热体质两大类，分别推荐有益于体质的水果。

1. 虚寒体质

虚寒体质的人宜选择具有温平性质的水果，如杏子、桃子、大枣、桂圆、荔枝、木瓜、樱桃、石榴、乌梅、李子、无花果、葡萄、柠檬、橄榄等。

下面介绍几种具有补益气血功效的水果：

（1）大枣。具有补中益气、养血安神等功效，适合于疲倦无力、食欲不佳、大便溏泄、面色萎黄、头晕目眩、失眠健忘者食用。

（2）桂圆。具有益心脾、补气血、安神、健脾止泻、利尿消肿等功效，适合于心悸气短、疲乏无力及神经衰弱者食用。

（3）荔枝。具有益气养血、生津止渴、健脾止泻等功效，适合于脾虚腹泻、大便稀溏、久病体虚或老年五更泄者食用。

（4）葡萄。具有补气血、强筋骨、利小便、除烦止渴等功效，适合于胆囊炎、胆石症及白细胞减少者食用。

（5）葡萄干。具有补肝肾、益气血、生津液、利小便等功效，适合于水肿、慢性肝炎及胃肠炎者食用。

2. 实热体质

实热体质的人宜选择具有寒凉性质的水果，如荸荠、甘蔗、柿子、香蕉、柚、猕猴桃、橘子、橙子、柑、苹果、梨、枇杷、芒果、罗汉果等。

下面介绍几种具有清热泻实功效的水果：

（1）荸荠。具有清热利湿、化痰消积等功效，适合于烦热燥渴、咽喉肿痛、肺热咳嗽者食用。

（2）香蕉。具有清热生津、润肠通便、解酒毒等功效，适合于燥热口渴、肠燥便秘、高血压病、冠心病及醉酒者食用。

（3）西瓜。具有清热解暑、除烦止渴、利小便、降血压的功效，适合于夏季消除暑热、小便不利、高血压病及醉酒者食用。

（4）梨。具有生津润燥、清热化痰的功效，适合于秋季气候干燥所致的口燥咽干、干咳无痰及咳嗽气喘者食用。

食用荔枝有禁忌

中医学认为，荔枝味甘酸，性温，归脾、肝两经，有生津益血、健脾止泻、温中理气、降逆等功效，能够治疗贫血、脾虚久泻、气虚胃寒、呃逆等病症。荔枝较适用于妇女产后血虚及体弱多病及老年体虚者。介绍几个荔枝的食疗方：①治疗贫血，用鲜荔枝 50 克（干者 10 克），龙眼肉 10 克，大枣 10 枚，水煎半小时，每日早晚服用。②治疗脾虚腹泻，用干荔枝肉 10 克，莲子 10 克，芡实 10 克，山药10克，大米100克，共煮为粥食用。③治疗气管炎咳嗽，用鲜荔枝50克（干者10克），红茶1克，开水浸泡代茶饮。

不过，食用荔枝也有禁忌。中医认为“荔枝性温，阴虚火旺者慎服”，即荔枝属于温性食物，多吃易“上火”，故中医辨证属于阴虚不足、虚火偏旺体质的人不宜食用，所以民间有“一颗荔枝三把火”之说。明代医家李时珍认为：“荔枝气味纯阳，其性畏热。鲜者食多，即龈肿口痛。病齿及火病人尤忌之。”近年来的研究表明，荔枝具有降血糖的作用，大量进食可引起低血糖，轻者头晕恶心、腹痛腹泻、疲乏无力、面色苍白、皮肤湿冷等症状，重者嗜睡昏迷、抽搐、四肢瘫痪、心律不齐、血压下降，甚至危及生命。其发病原因主要是空腹进食大量的荔枝，引起突发性低血糖所致，被称为“荔枝病”，以儿童为多见。如果真像古人讲得那样“日啖荔枝三百颗”，可能就不得不“长做岭南鬼”了。

另外，有的人对荔枝过敏，会出现皮疹、瘙痒等过敏性皮炎。

因此，食用荔枝时应注意：①充分浸泡和清洗荔枝壳表面的保鲜剂及农药。②每日进食荔枝一般不超过300克。③不要空腹吃荔枝，最好是在饭后半小时再食用。④对荔枝过敏、糖尿病患者及阴虚火旺者要禁食或慎食。⑤适量服用绿豆汤或绿茶水以减少荔枝的“上火”症状。⑥因进食荔枝而引起低血糖者，要适量补充糖水，症状严重者应及时送医院进行治疗。

饮食养生贵在吃对

吃得好就健康吗？当然不是，只有吃得对才健康！下面给大家介绍一些保健茶、保健酒、补气食物、补血食物、补阳食物等，希望大家能从食物中找到健康。

保健茶

保健茶，是指具有养生保健作用的饮料。保健茶的品种很多，有的保健茶中含有茶叶成分，有的则完全没有茶叶。所谓茶，是指饮用方法与浸泡茶叶相同。本文所选的保健茶均为安全有效、简便易制的品种，中老年人经常饮用有较好效果。下面介绍几个保健茶。

菊花乌龙茶

配方：杭白菊5克，乌龙茶3克。

制法：将上述材料放入茶杯中，开水浸泡后饮用。

功效与主治：具有清肝明目、降压降脂的作用，适用于中老年人高血压病、高脂血症、头晕目眩、烦躁易怒等症。

山楂荷叶茶

配方：山楂10克，荷叶5克。

制法：将上述材料放入茶杯中，开水浸泡后饮用。

功效与主治：具有活血化淤、降脂降压的作用，适用于中老年人冠心病、心绞痛及高血压病、高脂血症等症。

决明子茶

配方：决明子10克，夏枯草5克。

制法：将上述材料放入茶杯中，开水浸泡后

饮用。

功效与主治：具有降压明目、润肠通便的作用，适用于中老年人高血压病、头晕目眩、大便干结等。

菊花桑叶茶

配方：杭白菊5克，桑叶3克。

制法：将上述材料放入茶杯中，开水浸泡后饮用。

功效与主治：具有清肝明目、止咳化痰的作用，适用于中老年人高血压、口燥咽干、干咳少痰等症。

八宝茶

配方：枸杞子、胡桃仁、松子仁、柏子仁、葡萄干、甜杏仁、大枣、芝麻等各适量。

制法：每次10克，放入茶杯中，开水浸泡后饮用，加冰糖少许。

功效与主治：具有益气补肾、固本保元的作用，适用于中老年人身体虚弱、四肢无力、消化不良等症。

二冬茶

配方：麦冬 5 克，天冬 5 克，罗汉果 1 枚。

制法：将上述材料放入茶杯中，开水浸泡后饮用。

功效与主治：具有清咽润燥、止咳化痰的作用，适用于中老年人口燥咽干、干咳少痰、慢性咽炎等症。

参斛茶

配方：太子参 10 克，石斛 5 克。

制法：将上述材料放入茶杯中，开水浸泡后饮用。

功效与主治：具有益气生津的作用，适用于中老年人气虚乏力、头晕心悸等症。

银杏叶茶

配方：银杏叶 5 克。

制法：将其放入茶杯中，开水浸泡后饮用。

功效与主治：具有活血化淤、益心止痛作用，适用于中老年人冠心病心绞痛及高血压病、高脂血症等症。

月季花茶

配方：月季花 10 克。

制法：将其放入茶杯中，开水浸泡后饮用。

功效与主治：具有理气活血化淤的作用，经常饮用有预防中老年人心脑血管疾病的作用。

玉米须茶

配方：干玉米须 20 克。

制法：将其放入茶杯中，开水浸泡后饮用。

功效与主治：具有清热利湿、降糖降脂的作用，适用于中老年人高血糖、高血脂及血流黏度升高等症。

罗布麻茶

配方：罗布麻 5 克。

制法：将其放入茶杯中，开水浸泡后饮用。

功效与主治：具有降压利尿、平肝安神的作用，适用于中老年人高血压病、头晕目眩、烦躁易怒等症。

保健酒

保健酒，是指在白酒中浸泡一些补益或活血化淤类的中药，使保健酒具有滋补身体或治疗疾病的作用。下面介绍几种保健酒。

枸杞子酒

配方：枸杞子300克，白酒500毫升。

制法：将枸杞子洗净，剪碎，放入酒中浸泡。浸泡15天，每日摇动一次。

服法：每次服20～30毫升，嚼食酒中的枸杞子15克，每日服2次。

功效与主治：具有滋补肝肾、润肺明目的作用，适用于中老年人肝肾不足、腰膝酸软、头晕眼花、夜间视物不清等症。

人参五味酒

配方：人参20克，五味子30克，白酒500毫升。

制法：将人参洗净切片，五味子洗净，放入酒中浸泡，浸泡15天，每日摇动一次。

服法：每次服10～20毫升，嚼食参片1克，每日服 1～2 次。

功效与主治：具有补气安神的作用，适用于中老年人体质虚弱、体倦乏力、消化不良、失眠多梦等症。

参茸酒

配方：人参 20 克，鹿茸 10 克，白酒 500 毫升。

制法：将人参洗净切片，鹿茸片洗净，放入白酒中浸泡。浸泡 15 天，每日摇动一次。

服法：每次服 10～20 毫升，嚼食参片 1 克，每日服 1～2 次。

功效与主治：具有补气壮阳、强身壮骨的作用，适用于中老年人肾虚所致的腰膝酸软、畏寒怕冷、性功能减退等症。

山楂酒

配方：山楂 300 克，白酒 500 毫升。

制法：将山楂片洗净，放入白酒中浸泡。浸泡 7 天，每日摇动一次。

服法：每次服 20～30 毫升，嚼食酒中的山楂，每日服 2 次。

功效与主治：具有消食化滞、活血化淤的作用，适用于患高血压、高血脂及冠心病心绞痛等症的中老年人，对中老年人消化不良也有良好效果。

丹参元胡酒

配方：丹参 50 克，元胡 30 克，白酒 500 毫升。

制法：将丹参洗净切小段，元胡洗净，放入白酒中浸泡。浸泡 15 天，每日摇动一次。

服法：每日 20～30 毫升，每日 2 次。

功效与主治：具有理气活血、化淤止痛的作用，适用于中老年人冠心病心绞痛导致的胸闷、心前区痛、心悸气短等症。

益气大补酒

配方：人参 20 克，黄芪 30 克，太子参 30 克，大枣 10 枚，白酒 500 毫升。

制法：将党参、黄芪等洗净，放入白酒中浸泡。浸泡 15 天，每日摇动一次。

服法：每日 20～30 毫升，每日 2 次。

功效与主治：具有大补元气、强身壮体的作用，适用于中老年人气虚证所致的体倦乏力、精神萎靡、心悸气短、食欲不振等症。

养血酒

配方：龙眼肉 100 克，当归 10 克，熟地 30 克，白芍 10 克，大枣 10 枚，白酒 500 毫升。

制法：将诸药洗净，放入白酒中浸泡。浸泡 15 天，每日摇动一次。

服法：每日 20～30 毫升，每日 2 次。

功效与主治：适用于中老年人血虚证所致的面色苍白或萎黄、头晕目眩、四肢无力等症。

气血大补酒

配方：人参 10 克，黄芪 30 克，当归 10 克，龙眼肉 30 克，大枣 10 枚，白酒 500 毫升。

制法：将诸药洗净，放入白酒中浸泡。浸泡 15 天，每日摇动一次。

服法：每日 20～30 毫升，每日 2 次。

功效与主治：适用于中老年人气血两虚证所致的神疲乏力、少气懒言、心悸失眠、面色苍白或萎黄、头晕目眩、食少便溏等症。

补气食物

补气食品，是指具有益气健脾功效，对气虚证有补益作用的食品。下面介绍几种补气食品。

（1）大米。又称粳米，味甘性平，归脾、胃经，有补中益气、健脾和胃的功效，适用于脾胃虚弱、体倦乏力、消化不良等症，以煮粥食用最佳，可酌情少量加用人参、茯苓、黄芪、山药、大枣等中药以增强补益功效。

（2）糯米。又称江米，有黏性，味甘性温，归脾、胃、肺经，有补中益气、健脾止泻的功效，适用于脾虚、消化不良、大便溏泄等症。

（3）花生。又称落花生、长生果，味甘性平，归脾、肺经，有益气健脾、润肺和胃的功效，适用于脾胃失调、营养不良等症。现代研究证实，花生中含油脂和蛋白质丰富，并易于消化吸收，有降低胆固醇、增强记忆和抗皮肤衰老的作用。

（4）山药。味甘性平，归脾、肺、肾经，有益气养阴、健脾止泻、止消渴的功效，适用于脾虚气弱、食少体倦、大便溏泄、消渴证、脾虚食少、四肢无力等症。

（5）白扁豆。味甘性微温，归脾、胃经，有健脾化湿的功效，适用于脾虚夹湿所致的体倦乏力、食少便溏或泄泻等症。

（6）胡萝卜。味甘性平，归肺、脾经，有健脾益气、润肺明目的功效，适用于消化不良、视物昏花或夜间视物不清等症。

（7）豆浆。味甘性平，归肺、胃经，有补虚化痰的功效，适用于长期饮用。豆浆具有高蛋白质低胆固醇的特点，易于消化吸收，并有一定降血脂作用。

（8）鸡肉。味甘性温，归脾、胃经，有温中益气、补精填髓的功效，适用于心血管疾病的患者。

补血食物

补血食品，是指具有促进机体造血功能或补充造血原料作用，对血虚证者有补益作用的食品。下面介绍几种补血食品及食用方法。

（1）动物肝脏（如猪羊牛等）。味甘微苦性温，归肝经，有补肝明目、益气养血的功效，适用于体质虚弱、面色苍白或萎黄、头晕眼花、四肢无力及贫血等症。食用方法：动物肝脏 500 克，当归 10 克，生姜 5 克，大枣 10 枚，调料少许。肝脏洗净切块，加入当归、调料等，加水适量，炖煮1小时，食肉喝汤。适用于血虚、体倦乏力、头晕眼花、夜间视物不清等症。动物肝脏中含有丰富的优质蛋白、糖类、维生素、矿物质，对机体有较好的营养作用。动物肝脏有促进机体造血功能的作用，而且肝脏所含的蛋白质和丰富的铁质都是生成血细胞的基本原料，所以说，动物肝脏是天然的强壮补血剂。

（2）动物血制品。味甘咸性温，归心、脾、肝经，有益气补血、滋阴养肝的功效，适用于老年人贫血、面色苍白或萎黄、心悸失眠、头晕眼花、四肢无力等症。食用方法：血豆腐200克，白豆腐200克，调料适量。将两种豆腐切成条块状，炒锅中放食用油少许，再放入葱和姜等调味品，待煸出香味后，放入豆腐，略炒后加入其余调料，熟后用少许淀粉勾芡。两种豆腐都有丰富的优质蛋白质，特别是血豆腐中含有丰富的铁质，它是机体制造血细胞的必需原料。

（3）龙眼肉。味甘性温，归心、脾经，有补心健脾、养血安神的功效，适用于神疲乏力、失眠健忘、心悸怔忡、贫血等症。食用方法：龙眼肉30

克，大枣10枚，红糖少许，龙眼肉与大枣洗净后，加水适量，用慢火煮1小时，放入红糖，有补血安神的作用。

（4）荔枝肉。味甘酸性温，归脾、肝经，有健脾补血、生津益胃的功效，适用于脾虚食少、饮食不化及贫血等症。食用方法：荔枝肉30克，大枣10枚，大米200克，加水适量煮粥食用，有健脾养胃、补血生津的作用。

（5）桑葚。味甘性寒，归肝、肾经，有滋补肝肾、养血滋阴的功效，适用于肝肾不足、腰膝酸软、面色萎黄、须发花白等症。食用方法：桑葚500克，蜂蜜50克。将桑葚洗净去蒂，放入沙锅中煮1～2小时，待水基本熬完时取下，将桑葚捣烂，加入蜂蜜，装入瓶中。每日3次，每次1～2汤匙。

此外，黑木耳、菠菜、胡萝卜、猪肉、海参、鱼类等都有一定的补血作用。

补阳食物

补阳食品，是指具有补阳助火、增强性功能的功效，对阳虚证有补益作用的食品。下面介绍几种补阳食品及食用方法。

（1）动物肾脏（以狗肾为最佳）。味咸性微温，归肾经，有补肾强腰的功效，适用于肾虚不足、腰膝酸软、神疲乏力、夜间多尿等症。食用方法为：动物肾脏1只，杜仲5克，枸杞子10克。将肾脏切开，剔去内部的白筋，放水中浸泡半小时后取出，切为小块，与杜仲、枸杞子同煮1小时后，食肉喝汤。有强腰壮肾的作用。中医养生学历来有“以脏补脏”的说法，即食用动物的脏器来补益自己脏器的不足，如肝脏不好的病人多吃些动物肝脏，肾脏不好的病人多吃些动物的肾脏。现代医学研究也证实这是一种较好的食疗方法，如慢性肝炎的患者，肝细胞出现炎症并受到损伤甚至破坏，需要生成新的肝细胞来代替炎症细胞。动物的肝脏细胞与人类的肝脏细胞相类似，能够提供合成肝细胞的丰富原料，对肝细胞的合成非常有利。中医养生学认为，中老年人腰膝酸软、神疲乏力都与肾虚有关，所以多吃些动物肾脏对补肾有益。

（2）狗肉。味咸性温，归脾、胃、肾经，有补中益气、温肾助阳的功效，适用于中老年人肾阳不足、畏寒怕冷、四肢不温、腰膝无力、夜间尿多、性功能减退等症。食用方法为：狗肉500克，金毛狗脊（中药）10 克，杜仲 10 克，生姜 10 克，肉桂 5 克，调料适量。将狗肉洗净切块，与诸药及调料放入沙锅中，加水适量，炖煮 2～3 小时，至狗肉熟烂，食肉喝汤。

（3）羊肉。味甘性温，归脾、肾经，有益气补肾、助阳温中的功效，适用于中老年人体质虚弱、肾阳不足、畏寒怕冷、四肢发凉、性功能减退等症。食用方法为：羊肉 500 克，仙茅 10 克，肉桂 5 克，干辣椒 10 克，花椒 5 克，调料少许。炖煮方法同狗肉，冬季食用有增温御寒的作用。

狗肉、羊肉均为温热食品，冬季食用能够增强人体的御寒能力，但夏季或春秋天气较热时则不宜用以上两法食用。

（4）虾类。味甘咸性温，归肝、肾经，有补肾壮阳的功效，主要适用于中老年人肾虚、性功能减退等症。食用方法为：虾肉 50 克，大米 100 克，将虾肉洗净切碎，加少许料酒及生姜末、酱油、米醋等调味半小时，然后将虾肉与大米同煮成粥食用。有补肾壮阳、增强性功能的作用。

另外，鹿肉、核桃仁、韭菜、枸杞子、鸽蛋、鳝鱼、淡菜等也有补阳作用。

补阴食物

补阴食品，是指具有滋养阴液、生津润燥的功效，对阴虚证有补益作用的食品。下面介绍几种补阴食品及食用方法。

（1）鳖。又称甲鱼、团鱼等，味甘咸性平，归肝、肾经，有滋阴补虚的功效，适用于中老年人阴虚不足、躯体虚弱、消化不良等症。食用方法为：鳖 1 只，枸杞子 10 克，女贞子 10 克，调料少许。将鳖洗净切开成块，放入枸杞、女贞子及调料，加水适量，用沙锅炖煮 1 小时，食肉喝汤。有滋补身体、补阴潜阳的作用，对放化疗后的患者尤为适宜。

（2）龟肉。味咸甘性平，归肝、肾经，有滋阴补血、健骨补肾的功效，适用于中老年人阴虚内热、腰膝酸软、五心烦热、午后低热、盗汗、便秘等症。食用方法为：龟肉 500 克，麦冬 10 克，天冬 10 克，调料少许，制法同鳖。有滋补阴液、清理虚热的作用，适用于久病体虚、午后低热的中老年人。食用方法为：龟肉 100 克，百合 10 克，大枣 10 枚，煮 1～2 小时，食肉喝汤。有补虚止咳的作用，适用于中老年人肺结核、干咳少痰、体虚低热等症。

（3）银耳。又称雪耳、白木耳，味甘淡性平，归肺、胃、肾经，有滋阴润肺的功效，适用于中老年人肺阴虚、干咳少痰、形体消瘦、午后低热、盗汗等症。食用方法为：银耳 5 克，百合 5 克，北沙参 5 克，将银耳用温水发开，切碎，放入碗中蒸 1 小时，加入冰糖少许。去除北沙参，食银耳、百合喝汤，有滋阴润肺的作用。

（4）木耳。又称黑木耳，味甘性平，归胃、大肠经，有清肺润燥、养血健胃的作用，适用于中老年人体质虚弱、高血压病及血液黏度较高等症。食用方法为：木耳 5 克，石斛 5 克，冰糖少许，制法如银耳，去除石斛后，食耳喝汤。

（5）梨。味甘微酸性凉，归肺、胃经，有生津止渴、滋阴润燥，清热化痰的功效，适用于中老年人肺燥干咳、口燥咽干、消渴等症。秋燥时节，将梨洗净生食，有生津止渴、清热化痰的作用，用于中老年人咽燥喉痒、干咳少痰、消渴等症。食用方法为：大梨 1 只，贝母 1 克，冰糖少许。将梨洗净切块，与贝母、冰糖放入碗中蒸 1 小时，食梨喝汤，对久治不愈的干咳症有较好的辅助治疗作用。

（6）牛奶。又称牛乳，味甘性平，归肺、胃经，有补虚损、益肺胃、生津润肠的功效，适用于中老年人身体虚弱、消化不良、肠燥便秘等症。每日服牛奶250～500毫升，有增强体质、补充营养物质的消化吸收、补充钙质等作用，对消化功能较差、患有骨质疏松症的中老年人较为适宜。酸奶有促进肠蠕动的作用，对消化不良、大便干结、便秘等症效果更佳。

另外，鸡蛋、葡萄、白菜等也有滋阴润燥作用。

防癌食物

防癌食品，是指具有增强体质，提高机体免疫功能，防治肿瘤等作用的食品。下面介绍几种具有防治肿瘤作用的食品。

（1）香菇。香菇所含的香菇多糖能够增强细胞免疫功能和提高体液免疫水平，并能使因患肿瘤而降低的辅助性T淋巴细胞的功能得以恢复，增强机体杀死肿瘤细胞的能力。近来发现香菇中含一种“β－葡萄糖苷酶”的物质，能提高机体抑制肿瘤的能力，加强抗癌作用，因而被人们誉为“抗癌新兵”。临床用于治疗肿瘤患者，有提高化疗效果，明显改善病人症状的作用，并能预防感染。在日常饮食的菜肴中，多食用香菇或其他菇类，有助于提高免疫功能而预防肿瘤。肿瘤患者可以用香菇 10 克，水发后切为细末，鸡脯肉 50 克，加葱姜调料，做馅成小丸，共煮 30～60 分钟，有补充营养、增强体质、提高免疫功能、减少放化疗反应的作用。

（2）银耳。银耳含有的银耳多糖有提高细胞免疫和体液免疫功能，能够对抗放化疗对人体的免疫抑制作用，提高人体 T 淋巴细胞的转化率。银耳 5 克，水发后切碎，放入碗中，加冰糖少许，蒸 1 小时食用，有增强免疫功能、预防肿瘤的作用。

（3）海带。味咸性寒，有清热利水、软坚散结的功效。海带中含有的褐藻酸钠盐，有预防白血病和骨痛病的作用。海带还能有选择地滤除锶、镉等致癌物，并刺激肠蠕动增加，加速粪便排泄，可以降低肠道内致癌物质的浓度，从而减少结肠癌和直肠癌的发病率。经常食用海带还有调节和平衡血液酸碱度的作用，也有一定预防肿瘤的作用。

（4）芦笋。味苦甘性微温，有抗癌的功效。美国《癌新闻月刊》报道，芦笋中含有的组织蛋白、叶酸、核酸等有明显的抑制癌细胞生长的作用。食用方法是，将芦笋洗净，用开水略烫至熟后，立即放入冷水中，凉后直接食用。除有抗癌作用外，还有降血压、利尿、通便的作用。

（5）胡萝卜。含有丰富的营养成分，特别是胡萝卜素的含量最高，易于消化吸收。近年来有报道称胡萝卜具有防癌抗癌的功效，尤其对肺癌的预防效果较好，所以吸烟者可多吃一些胡萝卜。胡萝卜素是脂溶性的维生素，最好用油烹饪后食用，利于人体吸收。

此外，红薯、卷心菜、花椰菜、芹菜、茄子、甜菜、荠菜、苤蓝菜、金针菇、雪里红、大白菜等都有一定的防癌作用，日常生活中搭配食用对身体有益。

延缓衰老的食物

延缓衰老食品，是指具有增强体质，提高机体防御疾病的能力，并能延缓衰老过程的食品。下面介绍几种具有延缓衰老作用的食品。

（1）银耳。银耳 3 克，冰糖少许，放碗中蒸 1 小时，经常食用，有增强体质、延缓衰老的作用。

（2）木耳。又称黑木耳，有益气强身、养血健胃、清肺润燥的功效。木耳中含有蛋白质、碳水化合物、脂肪、粗纤维、多种无机盐及维生素，其主要有效成分是黑木耳多糖，有抗氧化和延缓衰老的作用，并能够增强免疫功能，降血脂，抗动脉粥样硬化和减少血栓形成。食用方法是：木耳3克，水发开后切碎，放入碗中，加大枣10枚，红糖少许，蒸1小时食用，有防治动脉粥样硬化的作用。

（3）香菇。经常食用香菇或其他蘑菇类食品，有增强免疫功能、预防疾病的作用。

（4）牛奶及酸牛奶。含有易于被人体消化吸收的优质蛋白质和丰富的钙质，有补充营养和防治中老年人骨质疏松的作用。

（5）大豆。味甘性平，归脾、大肠经，有健脾益气的功效。大豆应包括黄豆、绿豆、青豆、赤小豆、黑豆等，但一般人们所讲的大豆主要是指黄豆，其他豆类的成分和功效大体相同。大豆中含有优质的植物蛋白质，其含量约占40%，是植物性食物中含蛋白质最多的。大豆中含有人体所必需的8种氨基酸，品种齐全，比例合理，对补充人体蛋白质非常有利。大豆中所含的脂肪为不饱和脂肪酸，有降低血胆固醇和抗动脉粥样硬化作用。大豆中还含有丰富的卵磷脂，有增强记忆、促进大脑功能的作用。经常饮用豆浆或食用豆腐及豆制品对健康有益。

（6）花生。含优质蛋白质较高的植物性食品，同时含有不饱和脂肪酸、卵磷脂、多种维生素及矿物质，与大豆有相类似的补益作用。另外，花生仁外面的红色薄皮，有促进血小板生成和止血的作用，适用于血小板减少、有出血倾向的中老年人。中老年人不宜食用油炸或油炒的花生，而应食用清水慢煮的熟烂花生，便于消化和吸收。

（7）栗子。味甘性温，归脾、胃、肾经，有养胃健脾、补肾强筋、活血止血的功效。栗子中含有丰富的营养物质，而且香甜可口，对人体有较好的补益作用，适用于体质虚弱、腰膝酸软、消化不良的中老年人。

另外，芝麻、大枣、蜂蜜等也都有一定的延缓衰老作用。

饮食养生要顺四时

人的五脏和四季变化是完全相通的，春气通于肝，夏气通于心，秋气通于肺，冬气通于肾。所以人们应根据季节变化和自身素质、年龄和血型等状况合理安排自己的饮食。

春季饮食调养的原则

春季是阳气升发的时候，此时应该多吃具有辛甘升散作用的食物，如大枣、韭菜、香菜、虾仁、豆豉、葱、姜等，少吃生冷油腻的食物，还应注意多食甘，少食酸，以防肝气太过而伤到脾。

春季饮食调养具体可分为三个时期来讲。

1. 早春时期

这个时期正值冬春交换，气温仍然寒冷，人体内消耗的热量较多，宜进食偏于温热的食物。饮食原则是选择热量较高的主食，并注意补充足够的蛋白质。除米面杂粮之外，可增加一些豆类、花生、乳制品等。

举例说明：

早餐：牛奶1袋（250毫升左右），主食100克，小菜适量。

午餐：主食150克，猪牛羊瘦肉（或豆制品）50克，青菜200克，蛋汤或肉汤适量。

晚餐：主食100克，蛋鱼肉类（或豆制品）50克，青菜200克，豆粥1碗。

应注意，多食用含维生素丰富的蔬菜和水果，可以提高人体免疫功能，增强机体的抗病能力，如白菜、油菜、柿子椒、萝卜、胡萝卜、菠菜、芹菜、莴苣、西红柿以及苹果、梨、柑橘等。

2. 春季中期

这个时期，气温骤冷骤热，变化较大，可以参照早春时期的饮食进行。在气温较高时，可增加青菜的食用量，减少肉类的食用。

3. 春季晚期

这个时期正值春夏交换，气温偏热，宜进食清淡的食物。还要注意补充足够维生素，如适当增加青菜。

举例说明：

早餐：豆浆250毫升，主食100克，小菜适量。

午餐：主食150克，鱼蛋肉类（或豆制品）50

克，青菜 250 克，菜汤适量。

晚餐：主食 100 克，青菜 200 克，米粥 1 碗。

老年人每日除三餐之外，还要多吃一些水果，因为水果中所含的维生素和矿物质对增强体质有益。

春季养肝吃什么好

春季是保养肝的最佳季节。中医理论认为“肝在志为怒”，意思是，人的情绪“怒”对肝的伤害最大，特别是愤怒的情绪对肝脏的损伤更为明显，故称之为“大怒伤肝”。在春季的最后一个节气里，人们除了通过精神养生来调节情绪保养肝脏外，还可以食用一些能够缓解精神压力和调节情绪的食物来保养肝脏。

营养学与心理生理学研究表明，饮食对人的情绪有一定的影响。例如，喜欢吃甜食的人性情比较温柔，有些食物中含有的一些营养素可以增加人体大脑中 5－羟色胺的神经递质的含量，使人的心情变得安宁、快活，甚至可以减轻痛苦。研究资料证实，多吃一些含维生素 B 族较多的食物对改善抑郁症状有明显的效果。还有研究观察到，多食用碱性食物有助于缓解人的急躁情绪，所以容易动怒生气的人可以多吃一些贝、虾、蟹、鱼、海带等海产品。

维生素B族含量丰富的食物有：小麦胚粉、标准面粉、标准粉面条、荞麦粉、莜麦面、标三粳米、大麦、小米、黄豆及其他豆类、葵花子、生花生仁、黑芝麻、芝麻及瘦肉等。

碱性食物：海带、天然绿藻类、葡萄、萝卜、大豆、胡萝卜、番茄、香蕉、橘子、番瓜、草莓、蛋白、梅干、柠檬、菠菜等。

一日三餐举例说明：

早餐：豆浆、面包（或馒头、米饭），新鲜小菜（如拌海带丝）等。

中餐：主食米饭或馒头，副食荤素搭配，以素为主，如青菜、豆腐、适量瘦肉及汤类（如西红柿鸡蛋汤、海米紫菜汤等）。

晚餐：主食米饭或面食，副食则以青菜为主及多种粥类（如大米粥、小米粥、豆粥、莲子粥等）；睡觉前半小时吃一至二片面包，喝一杯牛奶。

“养肝”还可以采用传统饮食养生学所讲的“以脏补脏”方法，多吃一些动物的肝脏。下面介绍两个养肝的食疗方：

枸杞猪肝粥

原料：枸杞子 10 克，猪肝（或其他动物的肝脏）50 克，大米 100 克，香菜 10 克，葱、姜及调料少许。

制法：将枸杞子和猪肝洗净切碎，加入大米，再加适量的水，同煮为粥，待出锅前放入香菜、葱、姜及调料等即可食用。

功效与主治：具有滋补肝肾、养肝明目的功效，适用于肝肾阴虚、视物昏花及夜盲症者食用。

芹菜炒豆干

原料：芹菜 250 克，豆干 300 克，葱、姜、蒜及调料适量。

制法：将芹菜洗净切丝，豆干切丝，将锅置旺火上，倒入花生油，烧至七成热，下姜、葱、蒜炒出香味后，加入芹菜丝和豆干丝翻炒至熟即可食用。

功效与主治：具有清肝降火、降压调脂的功效，适用于高血压病及高脂血症患者食用。

春困多食含钾食物

古人云："春分者，阴阳相半也。故昼夜均而寒暑平。"也就是说春分是个白昼与黑夜相等，而且是既不寒又不热的时节。自春分后，人们特别容易困倦，常有昏昏欲睡的感觉，所以人们称之为"春困"。

为什么会出现"春困"呢？主要是因为人体的生理机能尚不能适应季节变化而引起的生理性反应。主要原因有：①由于春分后气温明显转暖，人体皮肤的代谢增强，所以皮肤的毛细血管扩张，供应皮肤的血流量增大，使得供应大脑的血流量相对减少，氧和能量的供应也随之下降，从而影响了大脑的兴奋性，使人产生了困倦疲乏的感觉。②白昼的时间延长而夜间的时间缩短，人们的睡眠时间相对减少，机体尚不能完全适应这种变化，自我感觉睡眠不足。③天气转暖后，人体的汗液排泄逐渐增加，使得体内的一些矿物质也随汗液排出体外，特别是矿物质"钾"的丢失，会造成神经系统的兴奋性降低，所以会产生"春困"的感觉。

春分时节可以应用饮食调养的方法来改善"春困"的症状，春分后多进食一些具有提神增智的食物，如茶、咖啡、荞麦、核桃、龙眼肉、黑芝麻、大枣等。或多吃一些含钾丰富的食物，常见的含钾丰富的食物（每100克食物含钾500毫克以上）有：小麦胚粉、土豆粉、木薯、各种豆类、干辣椒、冬菇等菌类、黑木耳、银耳、紫菜、鳄梨、大枣、黑枣、葡萄干、龙眼肉、榛子、花生、葵花子、莲子、西瓜子、芝麻、火鸡腿、奶粉、奶油、虾及海鲜等。

下面介绍两个预防春困的食疗方：

白扁豆粥

原料：白扁豆30克，莲子15克，银耳10克，大米100克。

制法：将白扁豆、莲子、大米洗净，银耳用冷水发开后洗净切碎，加入适量清水，旺火煮沸，再改用小火熬煮成粥即可食用。

功效与主治：具有益气健脾、滋阴醒神的功效，适宜春季疲乏无力、精神萎靡不振者食用。

什锦麦胚饼

原料：葡萄干20克，龙眼肉10克，花生仁10

克，大枣10枚，麦胚粉100克，白糖（或红糖）适量。

制法：将葡萄干、龙眼肉洗净切碎，花生仁炒熟和大枣洗净去核后切碎，麦胚粉用开水略烫，加入以上原料，揉合均匀，制成薄饼。

功效与主治：具有养血安神、提神益气的功效，适宜预防春困者食用。

夏季饮食调养的原则

夏季饮食养生的总原则是：①饮食以清淡为主。②保证充足的维生素。③保证充足的无机盐。④适量的蛋白质补充。

所谓饮食清淡，是指低盐、低脂、低糖、低胆固醇和低刺激等“五低”饮食。保证充足的维生素和无机盐，是指多食用蔬菜和水果，它们是维生素和无机盐的主要来源。

中医养生学将夏分为夏季与长夏两部分。暑为夏季的主气，以气温炎热，易中暑和伤津耗气为特点；湿为长夏（农历六月）的主气，阴雨连绵，气候潮湿，易损伤人的脾胃而致消化不良。由于夏季炎热而出汗多，体内丢失的水分多，脾胃消化功能较差，所以多进稀食是夏季饮食养生的重要方法。如早、晚进餐时食粥，午餐时喝汤，这样既能生津止渴、清凉解暑，又能补养身体。在煮粥时加些荷叶，称荷叶粥，味道清香，粥中略有苦味可醒脾开胃，有消解暑热、养胃清肠、生津止渴的作用。在煮粥时加些绿豆或单用绿豆煮汤，有消暑止渴、清热解毒、生津利尿等作用。夏季的营养消耗较大，而天气炎热又影响人的食欲，所以要注意补充一些营养物质：①补充足够的优质蛋白质，鱼、瘦肉、蛋、奶和豆类等。②补充充足的维生素，多吃些新鲜蔬菜，如西红柿、青椒、冬瓜、西瓜、杨梅、甜瓜、桃、李、梨等。③补充水和无机盐，特别是钾的补充，豆类或豆制品、香菇、水果、蔬菜等都是钾的很好来源。多吃些清热利湿的食物，如西瓜、苦瓜、桃、乌梅、草莓、西红柿、黄瓜、绿豆等。

夏季要注意适量多饮水，以补充机体因出汗过多而造成的水分丢失。解暑饮料以茶水为最佳，特别是绿茶，有消暑解渴、清热泻火的作用。饮水时要注意 4 点：①每日饮水 1500～2000 毫升，时时饮用，不要等口渴时再饮。②太渴时不宜饮水过多，以免胃部不适。③餐前及进餐时不宜饮水，以免冲淡胃液影响消化。④不要过食冷饮。

有人讲夏季不宜进补，其实这是一种误解。因为一提到“进补”，人们总是想到鸡鸭鱼肉等食品或人参、鹿茸等补益中药，这些属于温热的食物或中药在炎热的夏季确实不宜服用。

夏季宜选用清补的方法。饮食清补法，是指采用寒凉性食物进行补益的方法。属于凉性的食物有小米、薏米、绿豆、豆腐、萝卜、冬瓜、丝瓜、油菜、芹菜、苹果、梨、鸭蛋、猪皮等；属于寒性的食物有苦瓜、黄瓜、茭白、西瓜、莲藕、海带、紫菜、蛏肉、田螺等。夏季天气炎热较适宜选择这些寒凉性质的食物进行清补。

夏季在五行中属火，暑热之邪最能耗气伤阴，所以夏季进补应选择药性偏于寒凉的益气滋阴类中药，如生晒参、西洋参、百合、麦冬、女贞子、沙参、石斛等。下面介绍两个适合夏季进补的小验方：

（1）平素体虚，夏日有倦怠乏力、心悸气短、精神萎靡、口渴多汗、口燥咽干等症者，用西洋参5克，麦冬5克，五味子3克，大枣5枚，有益气滋阴、生津止汗的功效。服用方法：水煎代茶饮。

（2）夏季脾虚泄泻，有食欲不振、倦怠乏力、肠鸣泄泻者，用生晒参 5 克，白术 5 克，茯苓 5 克，甘草 3 克，有健脾益气、补虚止泻的功效。服用方法：水煎分早中晚服。

夏季吃苦味食物要适量

一年四季有“春温、夏热、秋凉、冬寒”的气候变化，人们的日常生活和饮食也要根据这些变化的特点来进行调整，炎热的夏季应该多吃一些带有苦味的寒凉食物清热消暑，以减少气候对人体的危害。

大多数的苦味食物是属于寒凉性质的，例如经常吃的苦味蔬菜苦瓜、芹菜、莴苣、慈菇、马兰、苜蓿等，常喝的苦味饮料绿茶、啤酒、苦丁茶等，特别适合于夏季食用。夏季适当地多吃一些带有苦味寒凉食物有三个好处：①有清热消暑的作用。炎热的天气会使人出现烦躁、多汗、口燥咽干等症状，严重者还会引起中暑。在夏季多吃些苦寒食物有消除暑热、预防中暑作用。②有泻火解毒的作用。炎热的天气，人容易上火，比如出现口舌生疮、咽喉肿痛、眼睛红肿、大便干燥、小便短赤等症状，吃些苦寒食物有一定的防治作用。③有健脾开胃的作用。现代医学也认为，由于夏季天气炎热，人的胃肠功能减弱，消化液分泌减少，适当地吃些苦味食物可以刺激胃肠的蠕动和消化液的分泌，增强机体的消化功能。

夏天适当地多吃一些苦味食物对人体是有益的。但食物中的苦味过重或者苦味进食得过多，不但起不到开胃和促进消化的作用，反而会引起副作用，轻者胃肠道感觉不适，重者会出现恶心、呕吐或腹泻等现象，所以吃苦味食物一定要适量。

所谓“苦味食物”是因为食物中含有某些带有苦味的化学成分，食物中的苦味就是这些化学成分造成的。有些苦味食物中所含的苦味化学成分对人体是有益的，如苦瓜中的苦瓜甙有降血糖的作用、5—羟色胺有镇静作用、苦味蛋白有提高免疫功能的作用，芹菜中的芹菜甙有降血压作用，茶叶中的生物碱和多酚类物质有提神和抗氧化作用等，所以，适量地吃一些苦味食物对人体是有益的。

但有的苦味食物含的化学物质对人体是有毒的，例如不成熟甜瓜的瓜蒂和根部也是苦味的，但含的是有苦味的甜瓜毒素，有很强的催吐和泻下作用，毒性较强，轻者引起胃疼、呕吐、腹泻，严重者可危及生命。临床上就有误认为甜瓜根部的苦味有消暑清热作用，进食后引起中毒的案例。苦杏仁中含苦杏仁甙，经肠道吸收后可产生氢氰酸（氰化物是一种剧毒物质），可造成呼吸中枢麻痹而引起死亡。另外，苦味的黄瓜也含有毒素不能食用。

苦味食物多属寒凉性质的食物，具有清热泻火、燥湿通便等作用，属于清泻类型食物，适合于实热型体质或体质强壮者食用，而不适合体质虚弱或脾胃虚弱的人群食用。例如，儿童尚未发育成熟，老年人的生理功能下降，所以老人和小孩的体质和脾胃功能都比较虚弱，不适宜食用苦味食物。

中医辨证有脾胃虚寒证者，平时经常出现上腹部寒冷疼痛，大便溏泄的人也不宜食用苦寒食物，否则会加重病情。此外，每个人对苦味的耐受能力也有所不同，所以吃苦味食物时还要根据自己的实际情况适当调整进食量和苦味的程度。

专家推荐的八款夏季防暑饮品

夏季气候炎热，出汗多，如不注意采取防暑措施则容易出现中暑的现象。下面介绍几个预防中暑的饮食方法：

1. 冷饮西瓜汁

将西瓜瓤500克，去籽，放入榨汁机中打成汁状，加入500毫升凉开水及适量白糖及少许盐，在冰箱中略冷却后饮用。本品具有清热消暑、生津止渴的作用。

2. 西瓜翠衣饮

西瓜鲜外皮（称西瓜翠衣）200克，洗净切碎，加水适量煎煮15分钟，等凉后去渣取汁，加白糖适量，代茶饮。本品具有清暑热、利小便的作用。

3. 酸梅汤

乌梅50克，桂花5克，水1000～1500毫升。将乌梅浸泡半小时，煎煮15分钟后放入桂花，再煮沸1～3分钟后过滤取汁，加入适量白糖和少许食盐，待冷后代茶饮。本品有清暑开胃、生津止渴的作用。

4. 绿豆汤

绿豆100克，大米20克（加入少量大米，能够去除绿豆的苦涩味），水3000毫升。将绿豆、大米及水放入高压锅中煮沸20分钟，待冷后饮用。本品有消暑热、止烦渴的作用。（用绿豆100克，大米200克，煮为绿豆粥，有健脾消暑止渴的作用。）

5. 双花茶

金银花（又名双花）10克，绿茶3～5克，开水浸泡，代茶饮。有清热解毒、消暑止渴的作用，可防治痢疾、痱毒等。

6. 菊花茶

白菊花10克，开水浸泡，加冰糖适量，代茶饮，有清热明目、消暑止渴的作用，特别适合于高血压患者在夏季饮用。

7. 薄荷凉茶

鲜薄荷叶10克，绿茶3～5克，开水浸泡，加白糖适量，待凉后饮用，有清凉止渴、祛风利咽的作用，适合夏季外感风热较轻者。

8. 荷叶凉茶

鲜荷叶20克，开水浸泡，加冰糖少许，凉后饮用，有消暑止渴、降脂减肥的作用，适合肥胖者夏季饮用。

此外，在日常生活的饮食中，多吃些西瓜、黄瓜、西红柿及桃、杏等蔬菜水果也有预防中暑的作用。

秋季饮食调养的原则

秋季的特点是由暖转寒，天气干燥，故中医学将夏末秋初称为温燥，秋末冬初称为凉燥，饮食养生方法也有所不同。秋季饮食养生的总原则是：①饮食荤素搭配。②多食清凉多汁的蔬菜水果。③适量补充蛋白质和无机盐。

荤素搭配，是指肉蛋类和蔬菜类相互搭配食用。清凉多汁的蔬菜水果，是指如黄瓜、梨等含水分较多的食品。

中医养生学认为，燥为秋季的主气，有温燥与凉燥之分，故饮食养生也要按秋季的前期和后期来进行。秋季的前期，夏日的炎热天气尚未完全消退，而初秋的干燥气候已经来临，所以炎热和干燥均耗散津液，引起机体干燥不润的症状，如口鼻干燥、唇干咽干、口渴、皮肤干燥、大便干结、小便短少等。秋季的后期，秋日的凉爽干燥依然存在，初冬的寒冷之气已经来临，所以除口燥咽干外，还有皮肤干燥皲裂、便秘等症。

秋季前期，要以清热滋润为主。饮食应坚持二粥一汤的饮食方法，即早晚餐食粥，午餐喝汤，但粥汤的内容有所不同。中医认为燥邪最易伤肺，在煮粥时加些切碎的梨块，有生津止渴、滋阴润燥、止咳化痰的作用，适合老年人秋季口燥咽干、大便干结者食用。煮粥时加些百合，有润肺止咳、养心安神的作用，适合老年人干咳少痰、失眠多梦者食用。煮粥时加些已用水发好的银耳，有滋阴润肺、养胃强身的作用，适用于老年人身体虚弱及患有高血压病、高脂血症及慢性支气管者食用。汤以西红柿蛋汤为佳，蛋白质及维生素丰富并有利于消化吸收。

秋季后期，要以祛寒滋润为主。饮食原则除滋阴润燥外，应适当增加蛋白质和热量较高的食物。食粥仍是主要方法，如梨粥、百合粥、银耳粥都可食用，还可增加一些瘦肉粥类，如煮粥时加些瘦肉、皮蛋等，以补充蛋白质的消耗。还可进食栗子粥、桂花莲子粥、龙眼肉粥、红枣粥等，并多食一些温性的蔬菜水果，如南瓜、葱、姜、香菜、桃、杏、大枣、荔枝、乌梅等。

秋季多吃这七种水果好

秋季进补可以多吃以下几种水果。

（1）梨。味甘微酸性凉，有生津止渴除烦、滋阴润肺止嗽、清热泻火化痰的功效，特别适合秋燥引起的干咳少痰、口燥咽干者食用。梨的果肉中含有丰富的果糖、葡萄糖及有机酸，并含有多种维生素及矿物质。另外，梨还有助消化、增强食欲和护肝等作用。

（2）香蕉。味甘性寒，有清热润肠、解毒止痛的功效，适合秋燥所致的大便干燥、便秘者食用，每日饭后1小时吃两根香蕉有很好的通便效果。香蕉所含的酪氨酸，能合成使人“开心”的神经介质，令人愉快，并含有能够降低血压的物质，有降血压的作用。

（3）苹果。味甘性凉，有生津润肺、消炎止渴的功效。苹果富含果酸，对保护皮肤有效，可防治痤疮、老年斑等，常吃苹果能够使皮肤光泽红润。苹果对高血压病和动脉硬化也有一定的防治作用。

（4）柑橘。味甘酸性凉，有开胃理气、止渴润肺的功效。柑橘是预防动脉血管硬化的最佳食品。研究表明，经常食用新鲜柑橘，可降低血中胆固醇15％～18％，并能减少脂类物质在血管壁上的沉积。柑橘中含有丰富的钾，每天喝3杯新鲜柑橘汁，就能补充人体所需的钾，有助于机体的水电解质平衡和降低血压。

（5）猕猴桃。味甘酸性寒，有解热止渴、和胃降逆的功效。猕猴桃营养丰富，最引人注目的是含有丰富的维生素C，堪称“百果之冠”。猕猴桃鲜果及果汁制品，不但能补充人体营养，而且可防止致癌物质亚硝胺在人体内的生成，还可降低血清胆固醇和甘油三酯水平，对消化道癌症、高血压病、心血管疾病具有显著的预防和辅助治疗作用。

（6）红枣。味甘性平，有补中益气、养血安神、调和药性的功效。新鲜的大枣含有一种叫环磷酸腺苷（cAMP）的活性物质，是人体能量代谢的必需物质，有增强体力、恢复疲劳、扩张血管、增加心肌收缩力、改善心肌营养等作用。秋季是大枣成熟的季节，多吃一些新鲜的大枣对人体是十分有益的。

（7）桂圆。味甘性温，有补益心脾、养血安神的功效。桂圆又称龙眼，含有葡萄糖、蔗糖、蛋白质、脂肪、糖类、有机酸、粗纤维及多种维生素及矿物质等，是很好的药食两用之品。现代医学研究也证实，龙眼肉含有能够抑制脂质过氧化和提高抗氧化酶活性的物质，有一定的延缓衰老作用。

秋季进补的食疗方

秋季饮食进补时可以多关注以下几种食疗方。

栗子粥

原料：栗子 50 克，大米 100 克，红糖适量。

制法：将栗子去硬壳，用温水浸泡，待内皮泡软后剥下洗净，切为小块，与大米加水同煮成粥即可食用。

功效与主治：具有益气健脾、强筋壮骨、止咳化痰的功效，适合中老年人脾胃虚弱、食欲不振、消化不良或肾虚不足、腰腿酸痛及关节痛等症。

核桃粥

原料：核桃仁 20 克，米 100 克。

制法：将核桃肉洗净，切碎，与大米同煮成粥即可食用。

功效与主治：具有补肾固精、温肺定喘、润肠通便等功效，适合中老年人肾虚不足、腰膝酸痛、阳痿滑泄等症。

红枣粥

原料：红枣 10 枚，大米 100 克，白糖适量。

制法：红枣用水泡软洗净后，去核，与大米同煮成粥，加入白糖即可食用。

功效与主治：具有健脾益胃、补中益气、养血安神的功效，适合脾胃虚弱、食欲不振、面色苍白、失眠多梦者食用。

冬瓜海米（干虾仁）汤

原料：冬瓜 300 克，海米 50 克，葱、姜、香菜及调料少许。

制法：将冬瓜洗净切成小块，海米去杂质洗净备用。锅中倒油烧热，放入葱、姜煸出香味，加入冬瓜、海米、调料，放入适量的水，煮沸 10 分钟后停火，再加入香菜及香油少许即可。

功效与主治：具有清热利水、生津止渴、补肾壮阳等功效，适合秋季燥热、口燥咽干、大便秘结、小便短少者食用。

紫菜萝卜汤

原料：萝卜 200 克，紫菜 30 克，鸡蛋 1 个，葱、姜及调料少许。

制法：将萝卜洗净切片，紫菜用冷水发开去泥沙备用。将锅中的油烧热，放入葱、姜煸出香味，加入萝卜，调料，放入适量的水，煮沸10分钟后停火，再加入香菜及香油少许即可。

功效与主治：具有消食化滞、益气宽中、清热化痰的功效，适合脾胃虚弱、上腹胀满、消化不良、咳嗽痰多及甲状腺肿大者食用。

冬季饮食调养的原则

冬季的特点是气候寒冷，天寒地冻。中医养生学认为寒为冬季之主气，养生的原则为避寒就暖，敛阳护阴，以收藏为本，是进补的最好时节。冬季饮食养生的总原则是：①适量进食高热量的食物以补充热量的消耗。②增加温热性食物以增强机体的御寒能力。③补充足够的维生素和矿物质。

现代医学认为，人体在冬季时受到寒冷天气的影响，甲状腺、肾上腺分泌增加，促进机体生成热量以抵御寒冷。在产生热量的过程中，需要碳水化合物、脂肪及蛋白质的分解代谢来提供能量，保证人体的御寒能力。所以冬季饮食应适当多摄入碳水化合物，米面杂粮是碳水化合物的主要来源。同时应该补充足够的蛋白质、维生素、矿物质和适量的脂肪。

立冬进补要因人因地

“立冬”是一个明显的承上启下的节气。它表示冬季开始，万物收藏，规避寒冷。

每逢这天，南北方人们都以不同的方式进补山珍野味，说是只有这样，到了寒冷的冬天才能抵御严寒的侵袭。民谚称：“冬季进补，春季打虎；冬季不补，春季受苦。”意思是说，在冬季适当进补，来年春季体力可以强壮得像武松一样打虎。如今虎是不让打了，但冬季进补有益于增强体质还是应该的。

我国南北温差较大，立冬之后温差更加拉大。所以不同地域立冬饮食原则也有所不同。如东北地区寒冷，饮食以温热为主，如狗肉、羊肉、牛肉等。西北地区寒冷干燥，饮食以温热润滋为主，如肉类及蔬菜水果。东南地区温暖，饮食应以甘温为主，如鸡、鸭、鱼类。西南地区温暖潮湿，饮食以甘温辛散为主，如鱼禽及麻辣。

需要注意的是，由于地理环境各异，人们的生活方式不同，同属冬令，西北地区与东南沿海的气候条件迥然有别。冬季的西北、东北地区天气寒冷，宜进补大温大热之品，如牛肉、羊肉、狗肉等；而长江以南地区虽已入冬，但气温较北方地区要温和得多，进补应以清补甘温之味，如鸡、鸭、鱼类；地处高原山区，雨量较少且气候偏燥的地带，则应以甘润生津之品的果蔬、冰糖为宜。

除此之外，还要因人而异，因为食有谷肉果菜之分，人有男女老幼之别，体（体质）有虚实寒热之辩。本着人体生长规律，中医养生原则是，少年重养，中年重调，老年重保，耋耄重延。脾虚、气虚的人，表现为乏力、气短、厌食、腹胀、大便偏稀、怕冷，可选用健脾益气的食物，如糯米、大枣、扁豆、山药、胡萝卜、栗子等。一些人立冬过后，四肢冰凉、怕冷，早早就把毛衣、秋裤穿上了。中医认为这大多是阳虚体质，阳气不达四末（四肢）所致。饮食可选羊肉、鸡肉、狗肉、胡桃肉、大枣和桂圆等。

冬季进补的食疗方

下面介绍几个适合冬季进补的食疗方。

当归生姜羊肉汤

原料：当归 20 克，生姜 30 克，羊肉 500 克，黄酒、调料适量。

制法：将羊肉洗净，切成碎块，加入当归、生姜、黄酒及调料，炖煮1～2小时，食肉喝汤。

功效与主治：具有温中补血、祛寒强身的作用，适合老年人身体虚弱、面色苍白、畏寒怕冷等症。

羊肾红参粥

原料：羊肾（或猪肾）1只，红参3克，大米100克，调料少许。

制法：将羊肾切开，剔去内部白筋，切成碎末，红参打为碎末，大米洗净，加入适量水及调料，煮1小时食用。

功效与主治：具有益气壮阳、填精补髓的作用，适合老年人虚弱无力、腰膝酸软、畏寒怕冷、耳聋耳鸣、性功能减退等症。

核桃芝麻饼

原料：核桃仁50克，芝麻10克，面粉250克，白糖少许。

制法：将核桃仁略炒，出香味后取出碾成碎末，与面粉、白糖混合在一起，加水适量，搅拌均匀，用擀面杖擀成薄饼后，将芝麻压至薄饼的表面，烙熟后食用。

功效与主治：具有润肺止咳、补肾御寒、润肠通便等作用，适合虚寒咳嗽、腰痛腿软、畏寒怕冷、大便干结等肾肺两虚的人群。

接下来，再介绍两个适合冬季进补的食材。

（1）核桃仁。味甘性温，具有补肾益精、温肺定喘、润肠通便的功效，适合肾虚精亏、虚寒咳喘、肠燥便秘等证。明代著名医药学家李时珍在《本草纲目》中称：常服核桃能够使人“骨肉细腻光润，须发黑泽，血脉通润”。现代医学研究也证实，核桃仁营养丰富，含有多不饱和脂肪酸和维生素 E，对防治动脉硬化和延缓衰老十分有益。

（2）芝麻。味甘性平，具有补益精血、润燥滑肠的功效，适合精血亏虚、肠燥便秘的人群食用。早在 2000 多年前，我国第一部中药专著《神农本草经》中就记载，芝麻具有“补五脏，益气力，长肌肉，填脑髓”的功效。芝麻中不但含有丰富的不饱和脂肪酸，还含有维生素 E、叶酸及卵磷脂等营养成分，是较好的健脑益智食物。

合理膳食提高耐寒力

冬季气候寒冷，人们为了御寒保暖，应该多食用温热性质的食物，少食用寒凉生冷食物。温热性质的食物包括糯米、高粱米、栗子、大枣、核桃仁、杏仁、韭菜、小茴香、香菜、南瓜、生姜、葱、大蒜、桂圆、荔枝、木瓜、樱桃、石榴、乌梅、香橼、佛手、鳝鱼、鳙鱼、鲢鱼、鳟鱼、虾、海参、鹅蛋、鸡肉、羊肉、狗肉、鹿肉、肉桂、辣椒、花椒等。

现代医学也认为，冬季时受到寒冷天气的影响，人体甲状腺、肾上腺等内分泌腺的分泌功能增强，以促进机体产生热量抵御寒冷。因此，适量增加高热量食物的摄入，增加蛋白质、脂肪及维生素和矿物质的供给，提高机体对低温的耐受力，是有利于健康的。

下面介绍两个适合冬季食用的食疗方。

胡桃仁饼

原料：胡桃仁（或核桃仁）50 克，面粉 250 克，白糖少许。

制法：将胡桃仁打为碎末，与面粉混合在一起，加水适量，搅拌均匀，烙成薄饼食用。

功效与主治：具有补肾御寒、润肠通便的作

用，适用于肾虚腰痛腿软、畏寒怕冷、大便干结等肺肾两虚的人群。

参归羊肉

原料：红参 10 克，当归 20 克，羊肉 500 克，调料少许。

制法：将羊肉洗净切块，与红参、当归、调料放入沙锅中，加水适量，用慢火炖煮 1～2 小时，待水耗干，羊肉熟烂时停火食用。

功效与主治：具有益气补血、强体抗寒的作用，适用于体质虚弱、面色苍白、四肢无力、畏寒怕冷等气血两虚的人群。

一般认为，冬天喝红茶，夏天喝绿茶，春秋两季喝花茶。红茶偏温，适合冬季严寒季节喝；绿茶偏寒，适合夏季炎热季节喝；花茶很平和，适合春秋两季。需要提醒一点的是，冬季不论饮用什么饮料都应该以温热为主，不要喝冷饮。

第四章

药物养生智慧经

• 中医学认为，导致人类死亡的直接原因尽管主要是疾病，但疾病的发生却是“正不胜邪”的结果。这里的“正”是指正气，泛指人体对疾病的抵抗力；当正气虚弱时，即是邪气侵犯人体而产生疾病之时。因此，经常保持人体正气充盛，是健康长寿的根本。

• 传统养生学认为，儿童为幼稚之体，正处于生长发育时期，成长应顺其自然规律，不宜服用补益药物，否则非但无益反而有害。青壮年时期气血方刚，机体强壮也没有必要服用补益药物。所以补益药物主要适用于那些体质虚弱的中老年人。

给药物养生的人提个醒

药物养生是指应用滋补中药来保养生命的方法。进行药物养生时，大家需注意的问题有很多。比如适合补益的人群有哪些，体质不同选择的补药也不同等。

体质虚弱的中老年人最适合服用补益中药

传统养生学认为，儿童为幼稚之体，正处于生长发育时期，成长应顺其自然规律，不宜服用补益药物，否则非但无益反而有害。青壮年时期气血方刚，机体强壮也没有必要服用补益药物。所以补益药物主要适用于那些体质虚弱的中老年人。

中老年人的机体处于健康状态时就像走得很准的钟表一样，没有必要人为地对它进行干预。给予补益中药就如同强行拨动人体本来就走得很准的生物钟，未必是件好事。所以中老年人在健康状态下没有必要服用补益中药进行养生保健。但是，中老年人由于某种原因或慢性疾病而造成身体虚弱时，如果应用精神、饮食及运动等保健方法后仍无效果，就应该服用一些补益中药以利于机体的康复。中老年人服用补益中药主要有两个目的，一是治疗自身的虚证疾病，二是改善体质虚弱的状态，强身健体。一些患有虚证性疾病的中老年人可以通过服用补益中药恢复健康，有些机体虚弱者也可以通过补益中药增强体质，所以补益中药只对那些体质虚弱的中老年人有益。

补益中药到底补什么

中药学将能够补益正气，改善脏腑功能，增强体质，提高抗病能力，治疗虚证的药物，称为补虚药或补益中药。补益中药分为四大类，即补气药、补血药、补阴药和补阳药。

(1) 补气药。包括人参、西洋参、党参、太子参、灵芝、黄芪、白术、山药、扁豆、甘草、大枣、蜂蜜等。补气类中药能够增强人体的功能活动能力，特别对脾、肺两脏的生理功能有显著的滋补强壮作用，主要适用于治疗脾气虚弱或肺气虚弱等证。中医认为“脾为后天之本”，是“气血生化之源”，全身的气血有赖于脾气运化而产生，所以中医学非常重视对脾胃的保养。脾气不足，人就会出现精神疲倦、四肢无力、食欲不振、腹胀便溏、甚则脏器下垂等。肺气不足，就会出现少气懒言、动则气喘、易出虚汗等症状。有上述症状的人可选用补气药进行滋补。

（2）补血药。包括当归、熟地、何首乌、阿胶、龙眼肉等。补血类中药能够滋补阴血，主要促进心、肝、脾、肾诸脏功能以生血液。中医认为“心主血脉”，“肝藏血”，“脾统血”及“肾藏精”，“精血同源”，所以心、肝、脾、肾诸脏均与血液的生成有关。血虚证者除面色、唇色、指甲等发生颜色变化外，还常有失眠健忘、多梦易惊等病症，宜用补血药进行滋补。

（3）补阴药。包括沙参、麦冬、天冬、石斛、玉竹、黄精、百合、枸杞子、桑葚、墨旱莲、女贞子、龟板、鳖甲、黑芝麻等。补阴类中药能够滋养阴液、生津润燥，特别对肝、肾两脏有较强滋阴作用。阴虚者主要是机体内的阴液不足、虚火妄动、手足心热、口燥咽干、大便干燥等症状，可选用补阴药进行滋养。

（4）补阳药。包括鹿茸、黄狗肾、紫河车、蛤蚧、冬虫夏草、胡桃仁、肉苁蓉、锁阳、巴戟天、淫羊藿、仙茅、杜仲、续断、狗脊、骨碎补、补骨脂、益智仁、沙苑子、菟丝子、韭菜籽、胡芦巴、阳起石等。补阳药能够扶助人体的阳气，促进机体的气化功能，特别对肾阳不足有明显的增强作用。肾阳为人体阳气之根本，全身各脏腑器官的阳气均有赖于肾阳的温煦和鼓舞作用。肾阳虚，则全身温煦的功能下降，出现畏寒怕冷、四肢不温及性功能减退等病症，宜选用补阳药进行补养。

体虚不同的人要选择不同的补益中药

每个人的身体情况不同，所需要的补益品也不相同。从中医药学理论讲，人的体质分为虚证和实证两大类，实证体质的人就不宜服用补益品，也就是说补益品主要适用于体质较虚弱的人。

中医将虚证又分为气虚、血虚、阳虚、阴虚四大类，需要选用不同的补益品。

气虚的主要表现是疲倦无力、气短懒言、食欲不振等，宜选用含有人参、西洋参、黄芪、蜂王浆的补益品。

血虚的主要表现是面色苍白、头昏眼花、心悸失眠等，宜选用含有当归、阿胶、桂圆的补益品。

阳虚的主要表现是体倦怕冷、四肢不温、性功能低下，宜选用含有鹿茸、海马、冬虫夏草的补益品。

阴虚的主要表现是消瘦无力、低热盗汗、手足心热、口燥咽干，宜选用含有鳖甲、枸杞、女贞、百合的补益品。

由此可见，不同的虚证就要选择不同的补益品，这就是中医所讲的“辨证施治”。如果选择不当，就达不到增强体质、调节功能、预防疾病的目的。如属于阴虚证的人误用了补阳的补益品，不但不能补养身体，还会出现不良反应。

补益中药也有副作用

药物滥用是个世界性的问题，中药同样不能幸免，所谓“纯天然药物，无毒副作用”的商业性宣传纯属误导。补益中药作为药品同样具有不同程度的毒副作用，只是比化学性药物毒副反应少而已。每年因中药而引起的毒副作用甚至死亡的病例并不少见。

中药养生保健要遵循中医药的理论原则，首先要辨证论治，再根据具体的证候进行调补。中医认为，老年人的体质以虚证为主，但虚证有阴虚、阳虚、气虚、血虚之不同，所以用于滋补的药物和方剂也应有所不同，只有针对个人机体的具体情况来调补阴阳气血，才能达到防治疾病、增强体质的作用。

居家常用的补益中药

补益中药可以补充人体经常消耗的正气，增强人体免疫力。下面给大家推荐几种家庭常用的补益中药，希望能对体质虚弱的中老年人有益。

补气益智强心脉——人参

人参（补气药）是众所周知的名贵补益中药，为我国历代中医学家所推崇。

根据产地的不同，人参可分成四大家族：产于我国的称“人参”，产于朝鲜、韩国的称“高丽参”，产于日本的称“东洋参”，产于美国、加拿大、法国的称“西洋参”。在我国，以长白山及小兴安岭地区所产的人参质量最佳，被称为道地药材。

1. 人参品种

（1）根据生长环境的不同，可分为野山参和园参。野山参，生长在自然条件下，生长缓慢，而且根部较小，一支50克重的野山参就需要生长几十年，有“七两为参，八两为宝”（旧制计量单位，16两为1斤，一两约重30克）之说，一支200～300克的人参需要生长一两百年，为“稀世珍宝”。

园参，人工条件下进行栽培生产的人参，生长期短，一般5～7年。

（2）根据加工方法不同，可分为生晒参和红参。生晒参，就是将采挖的鲜人参刷洗干净，晾晒或烘干后进行包装，成为中药材商品。

红参，就是将采挖的鲜人参刷洗干净，然后入蒸屉中蒸透，再晒干或烘干后进行包装，成为中药材商品。

2. 质量鉴别

人参的质量与生长期密切相关，生长期越长，人参质量越好。判断人参生长期长短的方法是：

（1）根据芦头长短判断。人参主根的上部有一段细长的根状茎叫芦头，是生长参茎的部位，生长期长的人参其芦头也长，生长期短的芦头也短，所以要选择芦头长的。

（2）根据芦碗多少判断。在芦头上有一个个凹陷的小坑叫芦碗，是参茎每年脱落后留下的痕迹，生长期长的人参芦碗多，生长期短的人参芦碗少，所以要选择芦碗多的。

（3）根据主根质地致密程度判断。人参主根质地致密程度与生长期长短有关，人参的生长期越长主根的质地就越致密坚硬，生长期短的质地疏松，所以要选择主根质地坚硬的。

（4）根据主根上部的横纹情况判断。人参主根上部的横纹与生长期有关，生长期长的主根上的横纹细而深，并连续成螺旋状，而生长期短的则横纹粗而浅，不连续，所以要选择主根横纹细而深的。

（5）根据主根颜色判断。人参主根颜色呈土黄色的生长期长，呈白色的生长期短，所以要选择颜色较深的。

3. 保健优势

人参有大补元气的作用。中老年人体质虚弱、四肢无力、精神疲倦、心悸气短、少气懒言等症状者，可以每日服1～2克人参滋补身体。

人参还有补益脾肺之气的作用。脾气虚，食物的消化吸收不佳，气血生化不足，所以会出现食欲不振、腹部胀满、体倦乏力等症状；肺气不足，气短无力，甚至动则喘促。

人参有生津止渴的作用，可以治疗因高热性疾病引起的多汗、口渴等症状的气津两伤之证。

人参还有安神益智的作用，单独应用即有治疗失眠多梦、惊悸健忘的效果。现代医学研究证实，人参具有促进学习和记忆的作用。脑力劳动者服用人参可以使精力集中，思维清晰。

红参药性偏温，补益功效较强，中老年人仅有神疲乏力症状，无怕冷感觉时，可以选择红参；生晒参药性平和，补益作用较平和，中老年人神疲乏力症状较重，并有体虚怕冷的感觉时，可以选择生晒参。

现代医学研究证实，人参还具有多方面的作用，比如延缓衰老、抗氧化、提高老年人的适应能力、增强免疫功能、抗肿瘤；对治疗贫血和再生障碍性贫血也有较好疗效；还可降低血液中总胆固醇和甘油三酯的含量，有效防治脂肪肝和动脉粥样硬化。

4. 用量标准

人参的治疗用量为每日 5～10 克，养生保健用量为每日 1～2 克。

5. 使用方法

（1）噙化服。将人参薄片或参须直接放入口中含服，待无参味时嚼服。

（2）泡茶服。将人参切为薄片或将参须切为小段，用开水冲泡代茶饮服，待多次冲泡参味变淡后，将参渣嚼服。

（3）浸酒服。最好用全须生晒参或鲜参放入白酒中，浸泡一个月后，待酒中有明显参味时再适量服用。可随服随加入新酒，待参味淡时，将参取出蒸服。

（4）吞服。将人参干燥研成细粉，装入胶囊吞服。

（5）将人参与大枣、桂圆等补益药一同水煎服用，或与鸡鸭一起炖服，有益气补血、增强体质的作用，适用于老年人身体虚弱、气血两虚证。

6. 注意事项

（1）人参作为保健养生使用时用量宜小，每日不应超过 2 克。

（2）要坚持小量长服的原则，才能有补益效果。

（3）当患急性病（如外感、急性传染性疾病等）或发热时不可服用人参。

（4）高血压病以及对人参不能耐受或过敏者不可服用。

（5）忌食萝卜和饮浓茶，以免减弱人参的作用。

（6）根据自己的体质选用不同的人参品种，体质偏于气虚阳虚者用红参，体质偏于气虚者用生晒参，必要时可请中医师指导。

（7）不宜与藜芦同用。

助眠降压治贫血——党参

党参为桔梗科多年生缠绕草本植物，圆柱形根，上端有多数瘤状茎痕，下端分枝或不分枝，外皮黄或灰棕色。党参主要产于我国华北、东北及西北部分地区，俄罗斯、朝鲜、蒙古等国也有栽培。

1. 党参品种

党参的产地较广泛，品种也较多，可以分为野生及栽培两大类。

野生党参，习惯称为“野党”，特别是山西五台山地区周围出产的野生党参为党参中的珍品，又称为“台党”。根成圆柱形或圆锥形，多有分枝，长8～30厘米，表面粗糙，表皮呈灰褐色或棕褐色，根上端粗大，有“狮子盘头”之称，断面灰黄白色，气味甜香，嚼之有渣者，质量为最佳。

人工栽培的党参分为潞党参、西党参、东党参、白党参。

2. 保健优势

党参有补中益气、健脾益肺的功效，适用于老年人脾肺虚弱、心悸气短、食欲不振、饮食减少、大便溏泄、虚喘咳嗽、气血两虚等症。

党参与人参同属补气药，但党参药性平和，不燥不湿，不寒不热，中老年人用之较人参更为有益。由于党参疗效好且价格低廉，所以临床上常作为人参的代用品来应用。

现代医学研究证实，党参具有中枢抑制作用，能够延长睡眠；能明显提高机体的免疫功能；能改善气虚血淤型冠心病患者的左心功能和心肌的能量代谢，对冠心病有较好的治疗作用；具有降低血压，改善心脑血管缺血的作用；具有明显抗溃疡功能，有预防保护和促进溃疡愈合的作用；能促进造血功能，提高红细胞数量和血红蛋白的含量，有治疗贫血的作用。

3. 用量标准

党参的治疗用量为每日 10～30 克，养生保健用量为每日 5～10 克。

4. 使用方法

（1）老年人身体虚弱、食欲不佳、大便溏泄等，党参 3 克，洗净切片，每日早晚嚼服。

（2）老年人气血两虚、体倦乏力、面色苍白或萎黄、头晕目眩、心悸气短等，党参 10 克，当归 5 克，大枣 10 枚，童子鸡 1 只，调料少许。将童子鸡去毛，洗净切块，放入党参、当归等，加水适量，炖煮 1～2 小时，食肉喝汤。

（3）老年人气虚所致的胃下垂、子宫脱垂、脱肛等，党参 10 克，黄芪 30 克，升麻 5 克，柴胡 5 克，生姜 5 片，大枣 10 枚，母鸡 1 只，调料少许。将母鸡去毛洗净切块，加入诸药及调料，加水适量，炖煮1～2小时，食肉喝汤。

（4）党参30克，枸杞子50克，白酒500克，将党参、枸杞子放入酒中浸泡15天，每日摇动1次。每日服3次，每次20～30毫升。

5. 注意事项

（1）党参不宜与藜芦同用。

（2）服党参期间忌食萝卜和浓茶。

（3）患有实证、热证者不宜服用。

强心安神抗肿瘤——灵芝

《神农本草经》中称灵芝有“保神，益精气，坚筋骨，好颜色。久食，轻身不老，延年”的功效。我国民间也有许多有关灵芝的美丽传说，《白蛇传》中的白娘子为救许仙的性命而盗的“仙草”即是灵芝；又如民间年画长寿图中，老寿星的梅花鹿口中所衔的“瑞草”也是灵芝。可见灵芝在人们心目中是一种治病延年的仙品。

1. 灵芝品种

由于野生的灵芝稀少，目前市场所售的灵芝多为人工培养的灵芝菌株，供发酵的菌株有赤芝、紫芝、薄盖灵芝等。

灵芝制品主要有两种，一种为灵芝的孢子粉制剂，一种为灵芝的子实体制剂。所谓灵芝孢子粉就像植物的种子一样，是灵芝成熟后分化出来的粉样孢子，能够繁殖出新的灵芝体。灵芝子实体是灵芝生长成熟后的整个菌株，质地较硬。两者相比较，孢子粉的效果更好一些，特别是经过破壁技术处理的制品，更有利于机体的吸收。

2. 保健优势

灵芝有滋补强壮、扶正固本、益智安神、止咳平喘等功效。灵芝的药性平和，所含的多糖类、氨基酸类及有机锗等物质，有明显的滋补身体、增强体质、提高人体免疫功能等作用。灵芝无明显的毒副作用，特别适合中老年人长期服用。灵芝的水溶性化学成分对中枢神经系统有抑制作用，可镇静安神，适用于老年人失眠症的治疗。灵芝具有强心、扩张冠状动脉血流量和心肌营养性血流量的作用，还可抗心律失常，适用于防治老年人的冠心病、心绞痛等。灵芝还有明显的镇咳、祛痰、平喘作用，对老年人慢性支气管炎及支气管哮喘有较好的防治作用。

现代医学研究证实，灵芝含有多糖类、核苷

类、呋喃类、甾醇类、生物碱类、氨基酸类、三萜类、矿物质类（特别是有机锗）及油脂类等150余种化学物质。灵芝中的多糖类物质能够调节体液免疫水平和增强细胞免疫功能，提高非特异性免疫能力，对因衰老而引起的免疫功能低下有明显的恢复作用。灵芝的抗肿瘤作用和减少放化疗副作用主要是通过增强免疫功能而完成的。灵芝具有增强学习记忆能力和镇静安神的作用，并能降低植物性神经的兴奋性。灵芝提取物有增强心肌收缩力、增加冠脉血流量及大脑血流量等作用，对心脑缺血具有保护作用。灵芝有促进核酸、蛋白质合成的作用，这可能是其滋补强壮的生理基础。灵芝制剂对于防治冠心病、高脂血症有较好效果，并能够减少血小板聚集和血栓形成。

3. 用量标准

灵芝的治疗用量为每日5～10克，养生保健用量为每日1～3克。

4. 使用方法

目前灵芝的制剂较多，可根据不同制剂的说明服用，本文不赘述。

5. 注意事项

灵芝的服用安全性较好，一般情况下无明显毒副作用。但个别人对灵芝有过敏反应，如皮肤瘙痒等，应忌用。

活血补血又调经——当归

当归是一味补血的良药，主产于我国甘肃、云南、四川、陕西等地，以甘肃岷县所产的当归质量最佳。传统中药学将当归分为归头、归身、归尾三部分，有“归头止血，归身养血，归尾破血，全当归补血活血”的说法，但现代多以全当归应用。

1. 保健优势

当归味甘辛温，归肝、心、脾经，有补血活血、调经止痛、润肠通便等功效。主要用于血虚萎黄、眩晕心悸、虚寒腹痛、淤血作痛、肢体麻木、跌打损伤及血虚肠燥便秘等症。

当归的最大特点就是既能补血养血，又能活血通经，所以特别适合治疗妇女的月经不调、痛经、血虚闭经等病证，故古人称当归是“妇科专药”。血虚证（包括贫血）常表现出面色苍白或萎黄、口唇色淡、头晕眼花、心悸等症状，当归的补血养血作用对其有较好的治疗效果，如与黄芪同用治疗效果更佳。当归还对老年人冠心病、心绞痛、便秘及皮肤瘙痒症有较好的防治作用。

现代医学研究证实，当归含有挥发油（主要为藁本内酯）、阿魏酸、生物碱、有机酸类、多种维生素及微量元素。动物实验表明，当归具有增加心脏冠状动脉血流量、降低心肌耗氧量、纠正心律失常的作用，并能改善脑缺血症状，保护脑组织。当归还有降低血脂和抑制动脉粥样硬化的作用，并能改善血液流变学指标，抑制血小板的聚集，防止血栓的形成。当归还有提高免疫功能、保肝、增加血液红细胞等作用。

2. 用量标准

当归的治疗用量为每日 10～15 克，养生保健用量为每日 3～6 克。

3. 使用方法

（1）防治老年心脑血管疾病，用当归 6 克，川芎 5 克，加水适量煎煮 2 次，每次 30 分钟，加红糖少许调味，代茶饮。

（2）血虚（贫血）患者，身体虚弱、面色苍白、头晕目眩、心悸气短，用当归 10 克，熟地 10 克，大枣 10 枚，牛（羊）肉 250 克，炖煮 1～2 小时，食肉喝汤。

（3）老年人体弱无力、气血不足，用当归 20 克，黄芪 100 克，母鸡 1 只，炖煮 1～2 小时，食肉喝汤。

（4）老年人血虚便秘，用当归 10 克，生首乌 10 克，加水适量煎煮 2 次，每次 30 分钟，代茶饮。

（5）老年性皮肤瘙痒，用当归 10 克，白芍 10 克，防风 6 克，水煎服，每日 2 次。另用蛇床子 10 克，苦参 6 克，甘草 5 克煎汤，外洗。

4. 注意事项

（1）有腹中胀满或腹泻者忌用。

（2）当归药味偏重，可适量减少药物用量。

5. 保存方法

当归受潮后易发霉变色，又易生虫，需放置于干燥阴凉处。

补血止血又补钙——阿胶

阿胶，为马科动物驴的皮经煎煮、浓缩制成的固体胶，是常用的滋补中药之一。

自古以来，山东阿胶就是进贡皇宫的贡品。“贡品阿胶”有着严格的要求，如熬制阿胶所用之驴皮，必须是山东平阴地区的黑色健驴，吃的是狮耳山上的草，喝的是狼溪河的水，冬季取皮，在银锅内加古阿井之水，并用金铲搅拌熬制而成。

相传，慈禧妊娠期间曾患胎漏出血之疾，诸多御医均医治无效，咸丰皇帝震怒，要治御医之罪。户部侍郎陈宗妫进奏，建议用山东东阿邓氏树德堂所熬制的阿胶来治疗。慈禧服用后果然药到病除，足月顺产一男婴（即同治皇帝）。咸丰皇帝大喜，除赏赐诸多银两外，特赏御制黄马褂一件，以示恩赐。所以，自那时起中医药界便将山东东阿所生产的阿胶认定为道地药材。

1. 阿胶品种

阿胶于山东、浙江、北京、上海、天津、武汉、沈阳等地均有生产，但以山东生产的阿胶最为著名，以浙江产量最大。山东平阴、阳谷及东阿等地所产阿胶质量最佳，为道地药材。

现代以驴皮熬制的胶称阿胶，以牛皮熬制的称黄明胶，以猪皮熬制的称新阿胶，功效基本相似，均可入药。中药市场上以驴皮熬制的阿胶为最多见，其次为猪皮熬制的新阿胶，而牛皮熬制的黄明胶则很少见。

正品阿胶一般为长方形块状，规则平整，大小厚薄均匀。表面为棕褐色或棕黑色，平滑有光泽，有纵纹，无气孔、油孔。质硬而脆，一拍即碎，碎片对光照略透明。气微香，味微甜，以棕褐色、光亮、透明、无腥臭、经夏天不软者为佳。

2. 保健优势

阿胶有补血滋阴、润燥、止血的功效。阿胶为驴皮熬制而成，中医称其为血肉有情之品，滋补作用好，有明显补益血虚、滋养肝肾的作用，对贫血、面色萎黄、营养不良、血压偏低等有较好疗效。对体质虚弱、平时畏寒怕冷、易患感冒者，有增强体质、提高机体抵抗力的作用。阿胶还有润燥、止血的功效，适用于阴虚内燥，有咯血、尿血、便血者。

现代医学研究证实，阿胶主要由胶原蛋白组成，水解后可产生数十种氨基酸。还含有氨基多糖，如透明质酸、硫酸皮肤素以及纤维黏液蛋白及多种矿物质等。阿胶对造血系统有良好的促进作用，能够迅速增加红细胞和血红蛋白数量，其作用机理除促进机体的造血功能之外，还能提供造血的原料，所以具有强大的补血功能，疗效优于常用的西药制剂。

阿胶不但能生血补血，还能通过提高血液内血小板的含量及胶原蛋白的含量，从而促进血液的凝固，起到止血的作用。阿胶内含有较高的微量元素锌，对促进人体的生理功能、提高免疫功能、增强机体的耐受能力均有积极意义。阿胶对进行性肌营养不良及休克等也有较好的治疗作用。服用阿胶还能促进机体对钙的吸收，对防治老年人的骨质疏松症和骨折的愈合也有益处。

3. 用量标准

阿胶的治疗用量为每日 3～9 克，养生保健用量为每日 3～5 克。

4. 使用方法

(1) 血虚（贫血）患者，面色苍白（或萎黄）、头晕眼花、心慌气短、四肢无力等，用阿胶 3 克，打碎，红糖 10 克，放入碗中，加水适量隔水蒸 1 小时，早晚服。

(2) 老年血虚证，用阿胶 3 克，打成细末，红糖 10 克，用开水冲化，加入黄酒少许，早晚服。

(3) 老年人便秘、咳喘，阿胶 3～5 克，核桃仁（炒熟）10 克，早晚空腹时，吃核桃仁，用阿胶水送服。

(4) 老年人放化疗后体质虚弱、口燥咽干等，阿胶 5 克，西洋参 5 克，麦冬 10 克，生地 10 克，加水适量，煎煮 1 小时后，分 2 次，早晚服。

5. 注意事项

(1) 有外感发热时不能服用。

(2) 阿胶是一种胶状物质，妨碍消化吸收，故消化不良者忌用。

(3) 阿胶属蛋白类制品，故过敏者忌用。

6. 保存方法

放置于阴凉干燥处，密闭保存。

延年益寿抗衰老——何首乌

宋代的《开宝本草》称，何首乌具有“黑须发，悦颜色，久服长筋骨，益精髓，延年不老”的功效。相传唐朝时，有个叫何田儿的人，贫困多病，身体虚弱，须发苍白，58 岁时尚未娶妻。有一天在山上找到了一种植物的根，回家后连服数月，不但身体强健，而且须发也变黑了。于是娶妻生子，活了160余岁，所以这个药材就被称为“何首乌”。

1. 何首乌品种

何首乌在我国大部分地区均有生产，但主产于江南各省，以河南、湖北两省所产者质量最佳。

何首乌可根据其加工炮制的方法不同，分为生首乌和制首乌。将采集而来的何首乌除去杂质，洗净，润透后切成厚片或块状，干燥而成者称生首乌。取生首乌用黑豆汁拦匀，入容器内炖至汁干，干燥而成者称制首乌。

2. 保健优势

生首乌有润肠通便的功效，适用于老年人精血不足，肠中津液亏乏而肠燥便秘，既能通便，又补精血，有标本兼治之功。制首乌善补肝肾，益精血，兼能收敛精气，有温而不燥、补而不腻的特点，为滋补药中之上品。制首乌适用于老年人肝肾阴虚所致的面色苍白、头晕眼花、耳鸣耳聋、腰膝酸软、四肢无力等症。

现代医学研究证实，何首乌含有大黄素、大黄酚等羟基蒽醌类化合物，二苯乙烯甙、葡萄糖甙等均二苯烯甙类化合物，以及聚合原花青素、磷脂、多种微量元素等。药理研究表明，何首乌有明显的抗衰老作用，能够延长衰老动物的寿命和改善其衰老症状，并有抗氧化和增强 SOD 活性的作用。何首乌有降低血液总胆固醇、甘油三酯和抗动脉粥样硬化的作用，并能减少血液黏度和血小板聚集。何首乌对胸腺、脾脏等免疫器官有保护作用，能够防止其衰老，并能增强 T 淋巴细胞的免疫功能，促进造血功能。

3. 用量标准

何首乌的治疗用量为每日 6～12 克，养生保健用量为每日 3～5 克。

4. 使用方法

（1）老年人肝肾阴虚、腰酸膝软、体倦无力，制首乌 5 克，枸杞子 10 克，杜仲 5 克，加水适量，煎煮 2 次，每次 30 分钟，代茶饮。

（2）老年人身体虚弱、须发花白，制首乌 10 克，女贞子 10 克，旱莲草 5 克，水煎服。或服中成药“七宝美髯丹”。

（3）老年人肠燥便秘，生首乌 100 克，磨成细粉，每日清晨冲服 3～5 克。

5. 注意事项

（1）生首乌、制首乌两者的功效主治不同，使用时应注意区别。

（2）生首乌含蒽醌类化合物较多，通便的作用较强，老年人有大便溏泻者忌用。

（3）生首乌毒性较强，而制首乌毒性极弱，应用时要注意。

（4）传统中医学还提出何首乌不宜与动物血制品、无鳞鱼及葱、蒜、萝卜等同时服用。

（5）现代中药学认为，何首乌中含有鞣质类物质，遇铁易产生变化，煎药忌用铁器。近年来还有服用何首乌出现过敏反应、上消化道出血、肝脏损伤等报道，服用时应提高警惕，如出现上述情况应及时停服，并请医生进行诊断和治疗。

6. 保存方法

放置通风干燥处，防蛀。

强骨壮阳益精血——鹿茸

鹿茸为鹿科动物雄性梅花鹿或马鹿的未骨化密生茸毛的幼角。前者称为“花鹿茸”，后者称为“马鹿茸”，“花鹿茸”质量较佳。鹿茸是雄性鹿在刚刚生长出一个或两个分枝，尚未骨化的幼角时即将其锯下加工而成。当鹿角长大以后并完全骨化时，其质地坚硬而重，称为“鹿角”，亦可做药用，但药效较鹿茸差。

1. 鹿茸品种

雄鹿于第三年开始锯茸，每年可采茸1～2次。每年采2次者，第一次在清明后采收，称“头茬茸”，第二次在立秋前后采收，称“二茬茸”。每年采1次者，在7月下旬左右采收。

梅花鹿的鹿茸仅有一个分枝如“Y”形者，称“二杠”，其主枝称为“大挺”，离锯口最近，较主枝略细者称为“门柱”。梅花鹿茸有两个分枝者，称“三岔”，三个侧枝者称“四岔”。如果分枝更多，并且骨化质地坚硬而重者那就不是鹿茸而是鹿角了。

马鹿的鹿茸仅有一个分支者称“单门”，两个分枝称“莲花”，三个侧枝称“三岔”，四个侧枝称“四岔”，四个以上者称“捻头”。

传统中医药学认为，梅花鹿的鹿茸质量优于马鹿鹿茸，头茬茸优于二茬茸。鹿茸品种以“大挺”、“二杠”、“门桩”、“单门”的质量最优，“三岔”、

“四岔”、“莲花”次之，“捻头”的质量最差。

2. 质量鉴别

梅花鹿的鹿茸鉴别：鹿茸呈圆柱形，有分岔，大挺、门桩相称，短粗嫩壮，顶头钝圆。皮毛红棕或棕黄色，多光润，表面密生红黄色或棕黄色的细茸毛，上端较密，下端较疏。分岔间有一条黑色筋脉，皮茸紧贴。锯口黄白色，内部密布蜂窝状细孔，无骨花圈，质轻。气味微腥咸。

马鹿的鹿茸鉴别：鹿茸类圆柱形，有分岔，枝干粗壮，顶端圆扁不一，大挺下部有棱筋及疙瘩。皮毛灰黑或灰褐色及灰黄色，三岔、四岔者皮毛颜色较深，茸毛粗而稀疏。锯口面外皮较厚，呈灰黑色，中部密布蜂窝状细孔但较鹿茸孔稍大。气味腥臭咸。

梅花鹿的鹿茸片鉴别：外皮红棕色或棕褐色，布有红黄色或棕黄色细茸毛，外围无骨质，中部密黄色，有致密的海绵样空隙，质较轻，气微腥，味微咸。

马鹿的鹿茸片鉴别：外皮灰黑色，有细茸毛，外围呈灰黑色，中央米黄色，有细蜂窝状小孔，质略重，气略腥臭，味咸。

3. 保健优势

鹿茸有壮肾阳、益精血、强筋骨、调冲任、托疮毒等功效。鹿茸是名贵中药材，在滋补肾阳方面功效卓著，特别适合于老年人体质虚弱、畏寒怕冷、四肢发凉、倦怠乏力、腰膝酸痛、面色萎黄、头晕眼花、耳聋耳鸣、性功能减退、尿多尿频或遗尿等肾阳不足和精血虚损证。

现代医学研究证实，鹿茸中含有多种氨基酸，约占干重的50%，对补充人体必需氨基酸非常有益。鹿茸中的磷脂和脂肪酸也十分丰富，如磷脂酰胆碱、神经鞘磷脂等可增强人体的学习记忆功能。鹿茸中还含有多肽、多糖、性激素及维生素与微量元素，这些成分对促进身体健康大有益处。临床观察证明，鹿茸所含的多种氨基酸和活性物质对机体有明显的强壮作用，能提高机体的工作效率，减轻疲劳，改善睡眠，增加食欲，特别是对营养不良和蛋白质代谢障碍有明显改善作用。鹿茸能改善微循环，增强心脏功能，保护缺血的心肌细胞，提高学习记忆水平。实验研究证实，鹿茸可以抗脂质过氧化，提高SOD活性，清除自由基，提高核酸和蛋白质代谢水平。鹿茸还有增强性功能、提高免疫力、抗肿瘤等作用。

4. 用量标准

鹿茸的治疗用量为每日 1～2 克，养生保健用量为每日 0.3～0.5 克。

5. 使用方法

（1）老年人畏寒肢冷、神疲乏力、腰膝酸软、性功能减退：①鹿茸粉 0.3～0.5 克，温开水或温黄酒送服，每日 2 次，早晚服。②鹿茸 50 克，枸杞子 100 克，白酒 1000 毫升，将鹿茸、枸杞子放入白酒中浸泡 15 天后饮用，每次 20～30 毫升，每日 1～2 次。酒饮完后，用所剩鹿茸、枸杞子炖牛（羊）肉，吃肉喝汤。

（2）老年人低血压，鹿茸粉 0.5 克或市售鹿茸精 1 毫升，每日早晚用温水送服。

（3）老年人营养不良、身体虚弱、食欲不振等，鹿茸 1 克，人参 3 克，母鸡 1 只（切成小块），炖 1～2 小时，吃肉喝汤。

（4）老年人贫血、面色苍白、体倦无力，鹿茸 1 克，当归 5 克，加水适量煎煮，代茶饮或服用市售归鹿补血精 10 毫升。

（5）因工作或学习过度紧张所致的倦怠乏力、

食欲不振、头晕目眩、失眠多梦等亚健康状态，鹿茸片1克，生晒参或西洋参3克，五味子5克，将三味中药煎煮2～3次，每次40分钟以上，合并药液，加糖少许调味，代茶饮。

6. 注意事项

（1）鹿茸为峻补之品，服用宜从小剂量开始，缓缓增加，不可骤然大量使用。

（2）高血压患者及中医认为是阴虚阳亢者不宜服用。

（3）外感有热或其他热证者不宜服用。

7. 保存方法

将鹿茸放于干燥的瓶中，密封，放置于阴凉干燥处，防潮防蛀。

止咳化痰益精气——冬虫夏草

冬虫夏草简称虫草，是与人参、鹿茸并列的三大名贵补品。冬虫夏草其实并不是草，而是昆虫幼虫和真菌的复合体。正常情况下，蝙蝠蛾产卵后孵化出幼虫，然后逐渐长大。至秋末冬初时，长成的幼虫即钻入土中冬眠，待春夏季到来时再变成蝙蝠蛾进行交配产卵。蝙蝠蛾幼虫在生长的过程中，体内感染了真菌孢子，当幼虫钻入土中后，真菌孢子便发育成菌丝，吸取幼虫营养，直到幼虫死亡。待到来年夏季气候适宜时，便从幼虫的头部长出子座，并穿出土壤，形成状如小草的紫红色菌体，故称“冬虫夏草”。

1. 质量鉴别

冬虫夏草产于我国人烟稀少的高山草甸区，一般海拔在 3000～4000 米之间，气候多变。冬虫夏草在青海、西藏、云南、贵州、四川等省均有出产，但以青海产量为最多。

冬虫夏草由虫体、子座及子实体组成，鉴别特征为：虫体及头部长出的子实体相连。虫体形状如蚕，长 3～5 厘米，粗约 0.3～0.5 厘米。外表土黄色或黄棕色，偶有棕褐色，粗糙，环纹明显，近头部环纹较红，共有 20～30 条环纹。全身有足 8 对，近头部 3 对，中部 4 对，近尾部 1 对，以中部 4 对最明显。头部黄红色，尾如蚕尾，质脆，易折断，断面略平坦，白色略发黄，有“V”型结构。子实体深棕色至棕褐色，细长，圆柱形，一般比虫体长，约 4～8 厘米，粗约 3 毫米，表面有细小纵向皱纹，顶部稍膨大，质柔韧，折断面纤维状，黄白色，气微腥，味淡。鉴别虫草的十六字诀为：上草下虫，虫实草空，虫有纹足，草顶稍膨。

常见的伪品有地蚕、亚香棒虫草及淀粉或石膏人工压膜而制成的假虫草等。地蚕，形状类似虫草，其特征为纺锤形，两端略尖，长约2～4厘米，略皱缩而弯曲。外表黄白色至棕黄色，具4～15个环纹，节上可见点状芽及根痕，质坚脆，易折断，断面略平坦，白色，无气味，味微甜。亚香棒虫草，虫体表面为黄棕色或棕褐色，有斑点，断面为“乙”或“△”型结构，子座柄常有分叉现象。人工制品用面粉、玉米粉、石膏经压模加工而制成的假虫草，形状与真者相似，但外表黄白色，虫体光滑环纹明显，断面整齐，淡白色，子座顶端略尖，断面及颜色同虫体，质重，气弱，味淡。冬虫夏草为名贵药材，目前每公斤价格都在万元以上，所以伪品较多。

2. 保健优势

冬虫夏草有补肺益肾、止血化痰的功效，适用于老年虚损、久咳虚喘、腰膝酸痛、阳痿遗精等症。

现代医学研究证实，冬虫夏草含有丰富的蛋白质和氨基酸，以及甾醇类、核苷类、肽类、单糖和多糖类、有机酸类、多种维生素和微量元素。药理研究表明，虫草有抗氧化、提高 SOD 活性的作用。虫草浸膏能够降低血液中总胆固醇和甘油三酯，降低低密度和极低密度脂蛋白的水平，提高高密度脂蛋白水平，减轻动脉粥样硬化程度。虫草具有激活体内单核巨噬细胞的功能，增强机体对外侵物质的吞噬能力。虫草具有增强细胞免疫和体液免疫及抗肿瘤的作用。虫草有利于增强机体的造血系统，促进造血器官生成血细胞、血小板等血液有形成分。虫草的提取物还有保护心脑组织缺血的功能，增加冠脉血流量和心输出血量，抗心律失常。临床观察，冬虫夏草制剂可用于心血管疾病、血液疾病、肝脏疾病、肺脏疾病、肾脏疾病及肿瘤性疾病的辅助治疗，并取得较好的疗效。

3. 用量标准

冬虫夏草的治疗用量为每日 3～9 克，养生保健用量为每日 1～3 克。

4. 使用方法

（1）中老年人高血脂、冠心病及心律失常等，用冬虫夏草 1～3 克，或虫草菌丝体制剂（按说明书服用），每日早中晚服用。

（2）老年人身体虚弱、腰膝酸痛、性功能减退，冬虫夏草1克，研为细末，温黄酒送服，每日2次。

（3）老年人体虚乏力、食欲不振，冬虫夏草20克，人参10克，枸杞子50克，白酒1000毫升，浸泡15天后服用，每次20～30毫升，每日2次。

（4）病后体虚、体倦乏力，老雄鸭一只，除去毛及内脏，用清水洗净，剁去脚爪后，在开水中汆一下，捞出晾凉，虫草3～5个放温水中泡半小时，用清水洗净，放入鸭腹内，加开水适量炖煮2～3小时，待鸭肉烂透，加入精盐、味精，食肉喝汤。

（5）体质虚弱、畏寒怕冷、易患感冒者，虫草3克，黄芪10克，水煎分2次服。

（6）肿瘤患者放化疗后，虫草3克，女贞子10克，大枣10枚，水煎服。

（7）慢性肝炎及活动性肝炎，有全身无力、食欲不振、消化不良等症状者，用虫草5克，焙干后研为细粉，分为3份，早中晚用温水送服。有改善肝炎症状、恢复肝功能、减缓肝硬化恶化及减少肝硬化腹水等作用。

5. 注意事项

（1）冬虫夏草是名贵药材，所以伪品较多，如有人将亚香棒虫草、真菌蛹草、凉山虫草、地蚕等假冒出售，更有甚者，有用面粉、玉米粉、石膏经压模加工而制成的假虫草，形状与真者相似，购时应注意。最好到正规大药店购买。

（2）老年人有阴虚火旺者不宜用。

（3）有外感发热者，需暂停服用。

6. 保存方法

保存冬虫夏草的主要环节是防虫蛀和防霉变，保存方法有：

（1）低温冷冻法，将虫草按每次服用的剂量装在小塑料袋里，再放入冰箱的冷冻室中，每次取出1袋服用。

（2）常温保存法，将花椒用纱布包好放于广口玻璃瓶底部，上面放虫草，放置阴凉通风干燥处，密闭保存。

养肝益肾生津液——枸杞子

《神农本草经》称，枸杞子“久服坚筋骨，轻身不老”。我国北方地区均产枸杞子，但以宁夏的中宁地区所产为最佳，色红、粒大、肉厚、味甜，有“中宁枸杞甲天下”之称。

1. 保健优势

《神农本草经》称，枸杞子“久服坚筋骨，轻身不老”。枸杞子味甘性平，归肝、肾经，有滋补肝肾、益精明目的作用。适用于老年人肝肾不足所致的头晕眼花、视物不清、腰膝酸软、眩晕耳鸣等症。中医认为，老年人久服枸杞子有强筋壮骨、延年益寿的作用。

现代医学研究证实，枸杞子含有甜菜碱、枸杞多糖、胡萝卜素、多种维生素和微量元素等。药理研究表明，枸杞子有抗衰老作用，能够抑制动物体内的脂质过氧化和细胞衰老物质——脂褐素的沉积，提高抗氧化酶的活性，增强损伤细胞的修复能力。服用枸杞多糖可以增强免疫功能，提高外周 T 细胞的数量和功能，尤其适用于免疫功能低下者。枸杞子可降低血液总胆固醇和血糖，并能提高糖耐量，对高脂血症及糖尿病患者有显著疗效。枸杞子还有保护肝脏，抗脂肪肝作用。临床研究发现，老年人连续服用两个月枸杞子，头昏眼花、易疲劳、睡眠不良、食欲不振等衰老症状能得到明显改善。

2. 用量标准

枸杞子的治疗用量为每日 6～15 克，养生保健用量为每日 5～10 克。

3. 使用方法

（1）中老年人头晕眼花、腰膝酸软、视力减退，可选择：①枸杞子 5～10 克，洗净，细细嚼服。②枸杞子 5～10 克，用开水浸泡代茶饮，至味淡后将枸杞子嚼服。

（2）中老年人头晕目眩、迎风流泪，枸杞子 10 克，白菊花 3 克，开水冲泡，代茶饮。

（3）老年人肝肾阴虚、体倦乏力、食欲不振、腰膝酸软，枸杞子 100 克，女贞子 50 克，生晒参 20 克，低度白酒 1000 毫升，将三味药浸泡于白酒中，1 个月后服用，每次 20～30 毫升。

（4）慢性肺结核的辅助性治疗，用枸杞子 15 克，百合 10 克，麦冬 10 克，川贝母 5 克，知母 5 克，有滋阴润肺止咳的功效。服用方法：将诸药煎煮 2 次，每次 40 分钟以上，合并药液分早中晚服，1 个月 1 个疗程。

（5）老年人视物昏花、夜间视物不清，枸杞子 10 克，羊肝 150 克，炖煮 1 小时，加调料少许，食肝喝汤。

（6）高脂血症及肥胖者，用枸杞子250克，女贞子250克，红糖适量，有补肝肾、降血脂的功效。服用方法：将枸杞子及女贞子洗净焙干研粉，早中晚开水冲服10克药粉，可加红糖少许调味。

4. 注意事项

老年人脾虚便溏者忌用。

5. 保存方法

枸杞子经夏季极易变色变质，生霉虫蛀，故应放置于阴凉干燥处，密闭保存，防闷热，防潮，防蛀。最好是放入密封的瓶中，置冰箱内保存。

活血补血安神志——丹参

丹参为唇形科丹参的干燥根及根茎，因其表面颜色呈棕红色或暗红色，故称为“丹参”。全国大部分地区均有生产，其中以四川省的丹参质量较好。

1. 保健优势

丹参有祛淤止痛、活血通经、清心除烦、养血安神等功效，主要用于冠心病心绞痛、老年脑血管疾病、高血压病、血栓性疾病、月经不调及各种淤血阻滞证。

现代医学研究证实，丹参所含的化学成分主要分两大类：脂溶性成分，包括丹参酮类、丹参醌类、丹参酯类；水溶性成分，包括丹参有机酸类、丹参醛类及维生素等。实验研究表明，丹参能扩张冠状动脉，增加冠脉血流量，对心肌缺血有明显的保护作用，有益于冠心病心绞痛的防治。丹参能够改善机体的微循环，降低血液的黏度，减少血小板聚集，对心脑血管疾病及血栓性疾病均有较好的预防作用。丹参还有抗脂质过氧化和清除体内自由基的作用，并有降血脂和抗动脉粥样硬化之功效。临床应用复方丹参注射液治疗冠心病心绞痛病人，可明显改善症状，总有效率在80%以上。丹参还可以用于脑血管疾病的治疗，能够减少脑组织的损伤和改善症状。丹参对失眠、头痛、记忆力减退、注意力不集中等神经衰弱症状有较好疗效，特别是对失眠有明显的改善作用。

2. 用量标准

丹参的治疗用量为每日10～20克，养生保健用量为每日5～10克。

3. 使用方法

（1）预防心脑血管疾病，丹参饮片5克，开水浸泡，代茶饮。

（2）偶有胸闷、气短、心前区不适的初期冠心病症状，丹参10克，山楂10克，川芎5克，加水适量，煎煮2次，每次30分钟，代茶饮。

（3）老年人体弱乏力，并患有冠心病心绞痛者，丹参10克，山楂10克，牛肉500克，炖煮1～2小时，食肉喝汤。

（4）中风及中风后遗症患者，丹参10克，黄芪20克，鸡脯肉250克，炖煮1～2小时，食肉喝汤。

（5）慢性肝炎患者，丹参10克，枸杞子10克，五味子10克，大枣5枚，水煎2次，每次40分钟，合并药液后分早晚服用。

（6）目前，医药市场上有复方丹参滴丸、复方丹参片、冠心丹参滴丸等，均有较好的防治冠心病心绞痛的作用，可适当选用。

4. 注意事项

（1）不能与藜芦同用。

（2）应用丹参制剂（如丹参注射液），有时能引起不良反应，如皮肤瘙痒、心悸、心律失常、腹胀、腹痛等，应及时停药。

5. 保存方法

放置于干燥通风处。

补心脾和益气血——龙眼肉

桂圆又名龙眼，是无患子科常绿乔木桂圆树的成熟果实。桂圆主要产于福建、广东、广西、云南、贵州、四川、台湾等省，其中以福建产量最多。桂圆有虎眼、石硖龙眼、乌圆、鸡公仔、红核子、花壳龙眼等30多个不同的品种，其中以福建云霄、莆田地区的虎眼和广州地区的石硖龙眼质量最佳。

1. 保健优势

龙眼肉味甘性温，归心、脾经，适用于心脾两虚证及气血两虚证患者。中医认为，心主血脉与神志，与精神、意识思维活动有关。脾为后天气血生化之源，提供全身的营养。如果人们思虑过度，劳伤心脾，可导致心悸怔忡、失眠健忘、神疲乏力等症状。龙眼肉甘温滋补，入心脾两经，功善补益心脾，而且甜美可口，不滋腻，不壅气，实为补心健脾之佳品。久病体虚或老年体衰者，常有气血不足之证，而表现为面色苍白或萎黄、倦怠乏力、心悸气短等症，龙眼肉既补心脾，又益气血，甘甜平和，有较好疗效。

现代医学研究证实，龙眼肉含有蛋白质、脂肪、糖类、有机酸、粗纤维及多种维生素及矿物质等。龙眼肉能够抑制脂质过氧化和提高抗氧化酶活性，提示其有一定的抗衰老作用。龙眼肉具有提高机体免疫功能，抑制肿瘤细胞，降血脂，增加冠状动脉血流量，增强机体素质等作用。

2. 用量标准

龙眼肉的治疗用量为每日 10～30 克，养生保健用量为每日 5～10 克。

3. 使用方法

（1）中老年人思虑过度、劳伤心脾、神疲乏力、食欲不振、心悸气短、失眠健忘，用龙眼肉 30 克，生晒参 10 克，黄芪 15 克，酸枣仁 10 克，大枣 10 枚，有补益心脾、益气养血的功效。服用方法：将诸药水煎 2 次，每次 40 分钟，合并药液，分早中晚服用。

（2）老年人消化不良、脾虚腹泻，用龙眼肉 10 克，山药 10 克，莲子 10 克，薏米 10 克，大米 100

克，同煮成粥，早晚服，有健脾止泻的功效。

（3）中老年人身体虚弱或久病体虚，有面色苍白无华、体倦乏力、心悸气短、失眠健忘等症状，用龙眼肉30克，白糖少许，水炖服，有益气养血的功效。

（4）身体虚弱，兼有虚火，不宜用参芪温热药补益者，可用龙眼肉20克，西洋参5克，水煎2次，合并药液代茶饮，有益气养血、清热生津的功效。

（5）神经衰弱患者，有全身乏力、失眠多梦、记忆功能减退等症状，用龙眼肉10克，酸枣仁10克，五味子5克，大枣10枚，水煎服，有养血安神的功效。

（6）老年人血虚证（各种贫血），龙眼肉20克，大枣10枚，红糖少许，隔水炖服，有养血补虚的功效。

（7）肿瘤患者放化疗后的辅助治疗，龙眼肉1000克，蜂蜜100克，将龙眼肉洗净切碎，加水适量，炖煮至熟烂捣膏，加蜂蜜搅拌均匀，分早中晚服，每次20～30克。

4. 注意事项

（1）中医认为，龙眼肉甘温助火，有郁火、痰火、气滞及湿阻中满者忌用。

（2）外感表证初期不宜服用。

5. 保存方法

将龙眼肉放入密封的瓶中，放置于阴凉干燥处。

润肠通便治便秘——肉苁蓉

肉苁蓉，又称大芸，为列当科植物肉苁蓉的干燥带鳞叶的肉质茎。肉苁蓉为多年生寄生草本植物，野生者生长于沙漠之中，我国的内蒙古及西北地区的沙漠均有生产，因其有较好的补益功能，所以有“沙漠人参”之称。春季3～5月间，将采挖后的肉苁蓉半埋于沙土中，晒干，称为“甜大芸”或“淡大芸”，质量较好。秋季采挖的肉苁蓉由于水分较多，不易晒干，须投入盐中腌制后再晒干，人称“咸大芸”，质量较差。刚出土的嫩苁蓉，水分及养分充足，削去其鳞状外皮后，里面的肉质洁白甜脆，无论生食还是与肉或其他蔬菜烹炒，鲜美可口。

1. 保健优势

肉苁蓉味甘性温，有补肾阳、益精血、润肠通便的功效。本品质地柔润，药性缓和，补而不峻，无燥烈之害，尤其适用于老年人的津枯便秘证。

现代医学研究证实，肉苁蓉含有列当素、生物碱、酵素、糖类及脂类等。药理学研究表明，肉苁蓉有延长果蝇平均寿命和最高寿命的作用，并有降血压和增强免疫功能的作用。肉苁蓉中所含的无机盐类及亲水性胶质类多糖，有推动肠蠕动、促进排便的缓泻作用。

2. 用量标准

肉苁蓉的治疗用量为每日 10～20 克，养生保健用量每日为 3～5 克。

3. 使用方法

（1）老年人体质虚弱、体倦乏力、性功能减退，肉苁蓉片 20 克，牛（羊）肉 300 克，加水适量，炖煮 1～2 小时，分数次食肉喝汤。

（2）病后体虚、全身无力、消化不良，肉苁蓉 5 克，大米 100 克，加水适量，煮粥食用。

（3）老年人大便干燥或便秘，肉苁蓉 10 克，水煎 2 次，每次 30 分钟，服前加入蜂蜜适量。

4. 注意事项

(1) 因“咸大芸”含盐量较高，对患有高血压病的老年人不利，所以选用肉苁蓉时尽量用“甜大芸”。在仅有咸大芸的情况下，要用清水多次浸泡，以减少盐分。

(2) 阴虚火旺及脾虚大便泄泻的老年人忌用。

5. 保存方法

肉苁蓉易虫蛀、发霉，宜置于阴凉干燥处，密闭保存。

明目乌发降血脂——女贞子

传说在秦汉时期，临安（即现在的杭州）有位才貌双全的姑娘喜欢上一个才学出众的英俊学子，但其父母却嫌这个男青年贫穷而将她许配给县令的儿子。但姑娘却视钱势如粪土，也瞧不起那些只知道吃喝玩乐的纨绔子弟，故坚决不从，忿而自杀身亡。

男青年听说后便忧郁成疾，卧床不起，身体瘦弱，须发皆白，直至冬季才勉强下地活动。

有一天，青年人硬撑着身体来到姑娘的坟前祭奠，看到坟上有一棵枝繁叶茂、果实累累的树，宛如姑娘一样亭亭玉立，于是便抱住树痛哭。青年人一直哭到日暮，只觉得腹中饥饿，全身无力，便坐在地上休息，这时树上忽然落下许多果实。青年人拾起数枚放入口中，感觉味道甘甜而微苦，直沁心脾，不但可以充饥，而且还感觉身体强壮了许多。于是，青年人便采摘此树的果实带回家去服用，不久便身强体壮，须发乌黑。后来，人们便把此药作为补益身体的中药流传了下来。

1. 保健优势

女贞子味甘苦性凉，归肝、肾经，有补益肝肾、明目、清虚热的功效，适用于肝肾阴虚引起的头昏目眩、腰膝酸软、视物昏花、须发早白及阴虚内热等症。它属于清补之品，善补肝肾之阴，滋补肝肾、明目乌发的功效尤佳。

现代医学研究证实，女贞子含有机酸类、甙类、萜类、甾类、糖类、磷脂类、挥发油类及多种氨基酸和微量元素。它能够明显增强免疫功能，特别是对各种原因引起的免疫功能低下者（如肿瘤患者与放化疗副作用）有明显的改善作用，并能升高血液中白细胞的数量和抑制肿瘤细胞生长。有抑制体内过氧化、提高机体抗氧化酶活性和增强机体耐受能力的作用，证明其有抗衰老的作用。有降低血液中胆固醇和甘油三酯的作用，能预防和消退动脉粥样硬化斑块和减轻斑块厚度，增加冠状动脉血流量，并能够降低血糖。有明显的保护肝脏的作用，可以减轻肝脏损伤，减少肝细胞坏死，促进肝细胞的再生。女贞子还有抗菌、抗病毒、抗炎、降低眼压等作用。

2. 用量标准

女贞子的治疗用量为每日 10～15 克，养生保健用量为每日 5～10 克。

3. 使用方法

（1）中老年人肝肾阴虚所致的腰膝酸软、头晕耳鸣、视物昏花、五心烦热、口燥咽干等，可用女贞子 10 克，墨旱莲 10 克，桑葚 5 克配伍，有滋补肝肾、养血滋阴的功效。服用方法：水煎代茶饮。

（2）肝阴不足和肝阳上亢所致的头晕目眩、耳鸣目赤、血压升高者，用女贞子 10 克，夏枯草 10 克，白菊花 5 克配伍，有补益肝阴、平抑肝阳的功效。服用方法：水煎代茶饮。

（3）肝肾阴血亏虚所致的脱发或头发稀疏者，用女贞子 200 克，制首乌 200 克，桑葚 100 克，蜂蜜100克配伍，有补肾养肝、乌须生发的功效。服用方法：将制首乌水煎1小时，滤取药液，将女贞子、桑葚洗净放入药液中煎煮至烂熟后捣为膏状，加蜂蜜装入瓶中保存。不拘时服用1～2汤匙。

（4）高脂血症患者，体形肥胖并有腰膝酸软、头晕耳鸣、视物昏花等症时，用女贞子10克，制首乌10克，山楂10克，水煎代茶饮。

（5）老年人习惯性便秘，用女贞子10克，决明子10克，元参10克，生首乌5克，水煎服，有滋阴潜阳、润肠通便的功效。

（6）慢性肝炎患者，用女贞子15克，五味子10克，黄芪10克，太子参10克，茵陈10克，将诸药水煎2次，分早中晚服用，1个月为1疗程，连服3个疗程。

（7）糖尿病患者，形体消瘦、口燥咽干者，用女贞子20克，五味子10克，西洋参5克，将三味药水煎代茶饮。

（8）女性更年期综合症，用女贞子15克，枸杞子10克，桑葚10克，生地10克，将诸药水煎代茶饮。

4. 注意事项

脾胃虚寒泄泻及阳虚者忌用。

5. 保存方法

女贞子易发霉，要注意放置于阴凉干燥处，密闭保存。

安胎降压补肝肾——杜仲

杜仲为杜仲科落叶乔木杜仲的干燥树皮，在我国大部分地区均有出产，但主要产于我国的四川、云南、贵州、湖南、湖北等省。杜仲的树皮、树枝、树叶均含有杜仲胶，所以折断时有银白色的弹性白丝相连，胶丝多而密，银白色，富有弹性，可拉至1～3厘米才断，故有“丝连木”之称。杜仲味苦，微臭，嚼之始有颗粒感。

相传在很久以前，在四川的一个深山里，人们过着贫困的生活。这里土地贫瘠，十年九不收，人们难以吃饱肚子，还要辛勤劳作，所以许多人都得了腰腿疼痛的毛病。有一个青年人叫李孝，他的父母也得了严重的腰腿疼，连起床都成了问题，又无钱医治，十分痛苦。有一年冬天，李孝到山中去砍柴，在深山中遇到一个在树下已经冻饿昏迷的老年人。李孝急忙上前去救护，他先用自己的衣服将老人温暖过来，又取出自己带来的干粮和水，让老人吃了。老人渐渐有了力气，非常感谢这个年轻人，于是从身旁的树上剥下一些树皮来，对他说："你把这些树皮拿回去，切成细丝用火炒至焦黄后再煮水喝，有治疗腰腿疼痛的奇效。"老人说罢变成了一个鹤发童颜的仙翁。李孝急忙跪拜在地，请仙翁留下姓名。仙翁手指大树道："此木生土旁，人中亦平常，扶危去病魔，何须把名扬。"说完便没了踪影。李孝将药材带回家，不但治好了父母，也治好了村里腰腿疼的人。人们问这个药叫什么，谁也不知道。有个书生听说后，想到"此木生土旁"是个杜字，"人中亦平常"是个仲字，分明是姓杜名仲，于是便将这种药材称为"杜仲"。

1. 保健优势

杜仲味甘性温，归肝、肾经，有补肝肾、强筋骨、安胎之效，适用于肝肾不足所致的腰膝酸痛、软弱无力、阳痿尿频及妇女胎动不安等症。中医认为肾主骨生髓，意思是说肾与人体的骨骼与骨髓的状况有密切关系。因为肾中藏有精气，肾中精气能够化生骨髓，而骨髓能够滋养骨骼。肾精充盛则骨髓充足，骨髓充足则骨骼得以滋养，人体骨骼就会坚韧有力；反之，则会出现腰膝酸痛的症状。中医还认为肝主筋，筋是联结关节肌肉，负责运动的组织，与肝血的滋养有着密切的关系。肝血充足则筋膜得以滋养，才能强健有力，活动自如；反之，则会出现软弱无力或肢体麻木的症状。杜仲甘温，有滋补肝肾之功，肝肾得以滋养则筋骨强健有力，故有补肝肾、强筋骨的功效，对治疗腰膝酸痛有较好疗效。

现代医学研究证实，杜仲含有木脂素类、环烯醚萜类、酚类、甾类、三萜类、有机酸、黄酮、杜仲胶、多糖及多种氨基酸、维生素及微量元素等。杜仲有增强免疫功能的作用，既可增强特异性免疫功能，也能增强非特异性免疫功能。杜仲有抑制机体过氧化，提高抗氧化酶活性，促进皮肤、骨骼和肌肉中蛋白质胶原的合成和分解，防止功能的衰退和抗疲劳等作用。杜仲还有良好的降压作用及降血糖、降血脂、抗炎、抗应激及利尿等作用。

2. 用量标准

杜仲的治疗用量为每日 10～15 克，养生保健用量为每日 5～10 克。

3. 使用方法

（1）中老年人肝肾不足所致的腰膝酸痛，肢体软弱无力：①炒杜仲 10 克，川续断 10 克，水煎服，每日早晚服，10 天为一疗程，有强筋健骨、壮腰止痛的功效。②杜仲 100 克，白酒 500 毫升，将杜仲放入白酒中浸泡 15 天后，每日早晚服 20～30 毫升，有强腰止痛的功效。③杜仲 60 克，川芎 30 克，虎杖 30 克，白酒 500 毫升，将三味中药放入白酒中浸泡 15 天后服用，有强腰补肾、舒筋活血的功效。④杜仲 50 克，怀牛膝 30 克，狗脊 30 克，白酒 500 毫升，服用方法同前，有滋补肝肾、强腰止痛的功效。

（2）中老年人高血压病：①杜仲叶 15 克，白菊花 10 克，用开水浸泡，代茶饮，有清肝明目、降低血压的功效。②杜仲叶 15 克，夏枯草 10 克，水煎 1 小时，取药液代茶饮，有较好的降血压作用。③单用炒杜仲或杜仲叶水煎代茶饮，即有降血压的功效。

（3）中老年人高血压兼有高脂血症：①杜仲 10 克，山楂 5 克，水煎代茶饮，有降血压、降血脂的功效。②杜仲叶 15 克，决明子 10 克，制首乌 10 克，水煎代茶饮，有降血压、降血脂、润肠通便的功效。③杜仲叶 15 克，银杏叶 10 克，水煎代茶饮，有降血压、降血脂、活血化淤的功效。

4. 注意事项

（1）杜仲属温补药物，阴虚火旺者忌用。

（2）由于杜仲有降低血压的作用，低血压患者禁用。

（3）对杜仲过敏者禁用。

5. 保存方法

放置于阴凉干燥处，密闭保存。

第五章

人体脏器养生智慧经

•心脏的生理功能与七情中的“喜”密切相关。喜即高兴愉快的情绪，对机体的精神状态是一种良好的刺激，有益于心脏。现代医学研究证实，性格开朗、精神愉快、对人生充满乐观情绪的人多能健康长寿，其心血管病的发病率也明显降低。

•七情中的“怒”与肝关系最为密切。大怒伤肝，可导致肝的疏泄功能失常，而出现心烦易怒、面红目赤，甚则吐血、不省人事等症状。

•情志的异常变化对肺脏的功能将产生影响，特别是悲哀忧伤易损伤肺脏，引起肺功能的下降或产生疾病。

心脏养生

中医认为，心脏主要有两种功能：一是“心主血脉”，即心脏具有推动血液在经脉内运行，使其运行到全身以滋养各个脏腑器官组织的生理功能，这与西医学对心脏的认识基本相同；二是“心主神志”，即心与精神意识思维活动有密切关系，心主神志的功能正常，则精神饱满，精力充沛，神志清晰，思维敏捷，反之，如果心主神志的功能失常，轻则出现失眠多梦、神志不宁、反应迟钝、健忘等症状，重则出现精神失常、神昏谵语，甚至昏迷、不省人事。中医还认为“心开窍于舌”、“舌为心之苗”，也就是说心与舌的关系密切，心脏的情况可以从舌的色泽及形体表现出来。如心的功能正常，则舌红润柔软，运动灵活，味觉灵敏，语言流利。如心脏气血不足，则舌质淡白，舌体胖嫩；心有淤血，则舌质暗紫色，重者有淤斑；心火上炎，则舌尖红或生疮。所以，心脏养生要以保证心脏的主血脉和主神志的功能正常为主要原则。

情志养生

中医认为“心在志为喜”，指心的生理功能与七情中的“喜”关系密切。喜即高兴愉快的情绪，对机体的精神状态是一种良好的刺激，有益于心脏，也有益于人体身心健康。现代医学研究也证明，性格开朗、精神愉快、对人生充满乐观情绪的人多能健康长寿，其心血管病的发病率也明显降低；而情绪急躁、精神抑郁、对人生充满悲观情绪的人则体弱多病，其心血管病（如冠心病、心肌梗塞等）的发病率也明显升高。要善于调整情绪，使自己总是处于乐观愉快的心态，是心脏养生的最好方法。

顺时养生

中医认为“心与夏气相通应”，心的阳气在夏季最为旺盛，所以夏季更要注意心脏的养生。日常生活中要戒烟酒，保证睡眠充足，不饮浓茶，不要过劳或过逸，要根据自己的机体状况选择合适的运动方式来锻炼身体。

保健操

心脏养生也有几种保健操：

1. 静神调息法

端坐位，挺胸收腹，下颌内收，将右手放于左胸的心前区，闭合双目，使精神进入宁静状态。慢慢地调节呼吸，使呼吸速度缓慢而深沉，然后右手根据呼吸的速度顺时针轻摩心脏，一呼一吸为一息，一息按摩一圈，按摩36圈。此法有运行气血、滋养心脏的作用。

2. 护心保健操

（1）按内关穴：端坐位，将右手按于左手臂内关穴（前臂内侧，腕横纹上2寸，两筋间），用力按揉30次；然后用左手按揉右内关穴30次。

（2）按郄门穴：将右手按于左手臂郄门穴（前臂内侧，腕横纹上5寸，两筋间），用力按揉30次；然后用左手按揉右郄门穴30次。

（3）揉心前区：将左手放于左胸心前区，右手压于左手之上，顺时针旋转按摩30次，再逆时针旋转按摩30次。有疏通气血、调养心脏、增强心脏功能的作用。

饮食调养

合理的饮食结构不但能够预防冠心病、心绞痛和心肌梗塞等疾病，还能预防肥胖和高脂血症。饮食养生保健的基本原则就是以清淡饮食为主，尽量减少脂肪的摄入量（特别是动物性脂肪）。平时应戒烟酒，忌食膏粱厚味或暴饮暴食。

（1）山楂茶。山楂 15 克，用开水浸泡 20 分钟，加适量白糖调味。有降脂强心、消食开胃的作用，适用于高血压病、高脂血症、冠心病及食欲不振者。山楂为药食两用之品，有消食化积、活血化淤的功效。现代医学研究证实，山楂具有降血压、降血脂的作用，并有强心和增加心脏冠状动脉血流量的作用，还能抗心律不齐和助消化。所以，多饮用山楂茶或食用山楂制品（如山楂糕、山楂片、山楂糖等）对心脏的养生有益。

（2）柏子仁茶。柏子仁 10 克，炒香捣碎，用开水浸泡 5 分钟，加适量白糖调味。有养心安神、润肠通便的作用，适用于中老年人心气不足、心悸失眠、大便秘结等症。

（3）菊楂决明茶。菊花 5 克，山楂 10 克，决明子 10 克，用开水浸泡 20 分钟，加适量白糖调味。

有降血压、降血脂、强心明目的作用，适用于高血压病、高脂血症及冠心病患者。

（4）龙眼肉粥。龙眼肉15克，大枣7枚，粳米100克，同煮成粥。有养心安神、健脾补血的作用，适用于心血不足所致的心悸心慌、失眠健忘、贫血等症。

（5）小麦粥。浮小麦30克，粳米100克，大枣10枚，同煮成粥。有养心神、补脾胃、止虚汗等作用，适用于心气不足所致的心悸不安、失眠等症。

（6）桂圆莲子粥。桂圆肉15克，莲子15克，大枣10枚，粳米100克，同煮成粥，加适量白糖。有益心宁神、养心健脾的作用，适用于心血不足和脾气虚弱所致的心悸怔忡、失眠健忘、大便溏泄等症。

（7）酸枣仁粥。酸枣仁（打碎）10克，粳米100克，同煮成粥。有养阴宁心、补肝安神的作用，适用于心肝血虚所致的心烦失眠、心悸怔忡、体虚自汗等症。

（8）蜂王浆。鲜王浆200毫克，用温水冲服，或加适量蜂蜜调味。有养心健脾、滋补强壮的作用，适用于心脾虚损所致的心慌气短、神疲乏力、失眠健忘、躯体衰弱等症。

药物调治

1. 单味药及验方

（1）独参茶。人参1～3克，切薄片用开水浸泡半小时，代茶饮。有补虚益气、强心健脾的作用，适用于体质虚弱、心慌气短、失眠健忘等症。

（2）三七饮。三七粉1克，温开水冲服。有益气补血、散淤通脉、强心定痛的作用，适用于气虚血淤所致的冠心病心绞痛、神疲乏力、心悸气短等症。

（3）西洋参茶。西洋参片1～3克，用开水浸泡半小时，代茶饮。有益气滋阴、清心安神的作用，适用于心阴不足所致的阴虚有热、心悸气短、心烦口渴等症。

（4）参芎饮。人参6克，川芎10克，水煎服。有益气活血、通脉强心的作用，适用于气虚血淤所致的心悸怔忡、心慌气短、心痛等症。

（5）养心汤。人参10克，五味子6克，酸枣仁6克，水煎服。有益气养心、安神定志的作用，适用于心气虚损所致的心悸怔忡、气短乏力、失眠多梦等症。

（6）养血补心汤。当归 12 克，白芍 10 克，川芎 6 克，柏子仁 10 克，酸枣仁 10 克，水煎服。有养血敛阴、补心安神的作用，适用于心血不足所致的心悸怔忡、失眠多梦、易惊健忘等症。

2. 常用中成药

（1）人参归脾丸。由人参、当归、白术、黄芪等组成，有补益气血、健脾养心的作用，适用于心脾两虚所致的心悸健忘、失眠多梦、体倦乏力等症。

（2）人参补心丸。由人参、丹参、当归、远志等组成，有益气养心、补血安神的作用，适用于心血不足所致的心悸怔忡、心烦不安、失眠多梦、健忘等症。

（3）人参养荣丸。由人参、白术、当归、熟地等组成，有益气养血、强心安神的作用，适用于心脾不足和气血两亏所致的心虚惊悸怔忡、失眠健忘、神疲乏力、食少便溏等症。

（4）天王补心丹。由人参、丹参、麦冬、酸枣仁等组成，有滋阴养血、补心安神的作用，适用于心阴不足和心血亏损所致的虚烦少眠、梦遗健忘、心悸怔忡等症。

（5）黄芪生脉饮。由黄芪、人参、麦冬、五味子等组成，有益气养阴、强心补肺的作用，适用于心肺两虚和气阴不足所致的心慌气短、神疲乏力、脉细弱无力等症。

（6）补心气口服液。由薤白、人参等组成，有补益心气、理气止痛的作用，适用于心气虚损所致的心悸气短、头晕乏力等症。

肝脏养生

中医理论认为，肝脏的生理功能主要有两个方面。一是“肝主疏泄”，包括调畅气机，促进全身气血水液运行，促进脾胃消化，分泌胆汁和调畅情志等作用。中医认为人体各脏腑组织器官的正常生理活动和新陈代谢要靠气不断的升降出入运动来完成，气机就是指气的升降出入运动。肝的疏泄功能正常，则气的升降出入正常，气血水液运行通畅，保证了各脏腑器官的生理功能正常。中医认为肝主疏泄功能还包括调畅情志的作用，与情志活动的关系最为密切。疏泄功能正常则情绪正常，心情舒畅；肝气的疏泄功能太过，则出现急躁易怒、心烦不寐、多梦、头痛头胀等肝气上亢的症状；肝气的疏泄功能不足，则出现胸胁间胀闷疼痛、情绪低落、抑郁、多疑善虑等肝气郁结的症状。二是“肝主藏血”，包括贮藏血液、调节血量及摄血的作用，所谓“肝藏血，心行之，人动则血运于诸经，人静则血归于肝脏”，就是说肝具有贮藏血液，调节全身血量的分布和防止出血的作用。肝血充足则各脏腑器官组织得以滋养才能发挥正常的生理功能，维持机体的各种机能。肝血虚少、脏腑器官组织失养，可出现两目干涩、视物昏花、肢体麻木等症状。所以，肝脏养生应该以保持肝的疏泄功能正常和肝血充足为主要原则。

情志养生

中医认为肝“在志为怒”，所以七情中的“怒”与肝的关系最为密切。肝的疏泄失常可导致情志失常，而出现急躁易怒、心烦失眠或抑郁寡欢、情绪低沉等症状；大怒伤肝，可导致肝的疏泄失常，而出现心烦易怒、面红目赤，甚则吐血、不省人事等症状。调节情志，化解心中的不良情绪，使自己保持一个好心情，是肝脏养生的最好方法。

顺时养生

中医认为“肝属木”，“喜条达而恶抑郁”，“肝与春气相应”。就是说肝脏具有树木的特性，与自然界春季生长之气相应，保持柔和舒畅、升发条达的状态，情绪既不要过于激奋，也不要低沉抑郁，使情感世界保持在一种平和的状态中，这对肝脏养生极为有利。春季既是肝脏养生的最好季节，也是肝病易于发生的季节，所以春季更应注意肝脏养生。春季来临时，要顺应自然界的变化，使自己的身心充分放松，抛弃一切烦恼和杂念，让自己有一种融于大自然蓬勃生长的感觉，对养肝护肝、防止肝病有很好的效果。

保健操

（1）揉大敦穴。盘腿端坐，赤足，用左手拇指按压右足大敦穴（足大趾甲根部外侧），左旋按压15次，右旋按压15次；然后用右手按压左足大敦穴，手法同前。

（2）按太冲穴。盘腿端坐，用左手拇指按太冲穴（足背第一、二趾骨之间），沿骨缝的间隙按压并前后滑动，做20次，然后用左手按压右足大敦穴，手法同前。

（3）揉三阴交穴。盘腿端坐，用左手拇指按压三阴交穴（内踝尖上3寸，胫骨后缘处），左旋按压15次，右旋按压15次；然后用右手按压左三阴交穴，手法同前。

（4）推搓两胁法。双手按腋下，顺肋骨间隙推搓至胸前两手接触时返回，来回推搓30次。本保健操有养肝护肝、增强肝功能和降血压的作用。

饮食调养

丰富的营养物质是维持肝脏代谢功能和保证肝脏正常健康的必要条件。蛋类、瘦肉、鱼类、豆制品、牛奶等含有丰富的蛋白质，不但能够保持肝脏所需的营养，而且还能够减少有毒物质对肝脏的损伤，帮助肝细胞的再生和修复。米面等主食中所含的糖类（又称碳水化合物）可以为肝脏提供能源，保证肝脏正常的代谢功能。维生素是肝细胞维持正常功能的必需物质，含维生素丰富的水果和蔬菜为肝提供了充足的来源。脂肪也是肝脏的能量来源之一，但过多的脂肪容易沉积在肝内而形成脂肪肝，破坏肝细胞而损伤肝功能，所以，对含脂肪较多的食品要进行控制。肝脏的饮食养生方法分为补法和清法，肝虚者宜用补法，肝火盛者宜用清法。

1. 补法

(1) 猪肝粥。猪肝（或用羊肝、牛肝、鹅肝亦可）50 克，粳米 100 克，将猪肝洗净切碎，与粳米同煮成粥。有益气生血、养肝补虚的作用，适用于身体虚弱或患有慢性肝炎者。

(2) 胡萝卜猪肝粥。胡萝卜 50 克，猪肝 50 克，粳米 100 克，将胡萝卜、猪肝洗净切碎，与粳米同煮成粥。有补益肝肾、养血明目的作用，适用于肝肾阴血不足所致的视物昏花、两目干涩、夜盲等症。

(3) 生地猪肝羹。生地 20 克，猪肝 100 克，将生地洗净，猪肝洗净切片，加入葱、姜、醋、盐调味，同煮 40 分钟，吃猪肝喝汤。有滋阴补血、养肝明目的作用，适用于肝血不足所致的面色苍白或萎黄、两目干涩、视物模糊、肢体麻木等症。

(4) 枸杞甲鱼羹。枸杞子 30 克，甲鱼 500 克，将枸杞子洗净切碎，甲鱼宰杀去内脏切块，同放入沙锅中，煮 40～60 分钟，再放葱、姜、盐、醋调味。有补益肝肾、滋阴强壮的作用，适用于躯体虚弱和肝肾不足所致的体弱无力、阴虚盗汗、视物不清、面色无华等症。

2. 清法

（1）罗布麻茶。罗布麻 10 克，用开水浸泡（如泡茶）20 分钟，代茶饮用。有平肝潜阳、镇静降压的作用，适用于肝阳上亢所致的头痛头胀、头晕目眩、烦躁易怒等症。

（2）菊花茶。菊花 5 克，开水浸泡半小时，代茶饮用。有清肝明目、清热降压的作用，适用于肝火上炎所致的目赤肿痛、头晕目眩、高血压等症。

（3）菊花决明茶。菊花 3 克，决明子 10 克，用开水浸泡半小时，代茶饮用。有清肝明目、润肠通便的作用，适用于肝火上炎所致头胀痛、头目眩晕、目赤肿痛及便秘等症。

（4）天麻鱼头汤。天麻 10 克，鱼头 1 个，将天麻洗净，鱼头洗净劈开，加入葱、姜、醋、盐调味，放入沙锅中煮半小时，食肉喝汤。有平肝潜阳、息风止痉的作用，适用于肝阳上亢和肝风内动所致的头晕目眩、头痛眼花、肢体麻木等症。

药物调治

药物调治肝脏方法分为补法和清法。

1. 补法

（1）白芍补肝饮。白芍 10 克，熟地 20 克，枸杞子 10 克，甘草 6 克，水煎服。有补益肝肾、养血滋阴的作用，适用于肝肾阴血不足所致的体弱无力、面色无华、两目干涩、目暗不明等症。

（2）当归补血饮。当归 12 克，白芍 10 克，黄芪 15 克，甘草 3 克，水煎服，有补血养肝、益气健脾的作用，适用于肝血不足所致的面色萎黄、爪甲不荣、形体消瘦等症。

2. 清法

（1）菊花清火汤。菊花 10 克，桑叶 8 克，薄荷 6 克，先将菊花、桑叶煎煮 15 分钟，再放薄荷煎 5 分钟，早晚服。有清肝明目的作用，适用于肝火上炎所致的头晕目眩、目赤肿痛等症。

（2）菊花决明饮。菊花 10 克，决明子 10 克，黄芩 5 克，生甘草 3 克，水煎服。有清肝明目的作用，适用于肝热上炎所致的目赤肿痛、羞明多泪等症。

3. 常用中成药的补法

（1）杞菊地黄丸。由枸杞子、菊花、熟地、山萸肉等组成，有滋补肝肾、明目的作用，适用于肝肾不足所致的头晕耳鸣、两目干涩、视物不清等症。

（2）杜仲地黄丸。由杜仲、牛膝、枸杞子、熟地等组成，有补益肝肾、强筋壮骨的作用，适用于肝肾亏虚所致的腰膝酸软、头晕乏力、遗精滑精等症。

（3）二至丸。由女贞子、墨旱莲组成，有补益肝肾、滋阴养血的作用，适用于肝肾阴虚和肝血不足所致的头昏眼花、腰膝酸软、失眠多梦、口燥咽干等症。

4. 常见中成药的清法

（1）逍遥散。柴胡、白芍、当归、白术等组成，有疏肝解郁、健脾和营的作用，适用于肝郁血虚和脾虚所致的头晕目眩、两胁作痛、口燥咽干等症。

（2）龙胆泻肝丸。由龙胆草、柴胡、黄芩、生地等组成，有泻肝胆实火的作用，适用于头痛目赤、胁痛口苦等症。

脾胃养生

中医学中所叙述的“脾”与西医学所指的脾虽然名称相同，但在解剖、生理功能及病理变化等诸方面均不相同，万不可等同视之。中医认为“脾主运化”，即指脾具有消化吸收饮食中的水谷精微（营养物质）并将其转输至全身的生理功能。脾的运化功能包括运化水谷（泛指各种饮食物）和运化水液两个方面：①运化水谷，指脾对食物的消化、吸收和布散至全身的功能，也就是说脾负责对食物中营养物质进行消化、吸收和运送到全身的各脏腑器官组织，发挥其营养作用。②运化水液，指脾具有对水液吸收、转输和布散的功能，也就是说脾还负责对水分的吸收、运化转输和运送到全身各脏腑器官组织，发挥其濡养、滋润作用。中医所讲述脾胃的功能主要包括西医学消化系统的全部功能和循环系统的部分功能，所以，脾胃疾病主要表现在消化系统的功能障碍。

情志养生

中医认为“脾在志为思”，指脾与思的关系最为密切。中医有“思虑伤脾”之说，思虑过多，会影响脾的运化功能，导致脾胃呆滞，运化失常，消化吸收机能障碍，而出现食欲不振、脘腹胀闷、头目眩晕等症状。日常生活中我们也能体会到，由于工作或学习而思虑过多，时常出现食欲减退的现象。脾胃的情志养生重点在于避免思虑过多，工作和学习要有计划有安排，工作和学习后要充分放松，不要再过多地思虑其问题。中老年人则不要过多担心自己的健康问题、生活问题、子女问题、社会保障问题等，要顺其自然，不要因为过多的思虑而影响健康。

顺时养生

脾胃在五行学说中均属土，而在阴阳学说中脾为阴土，故脾的阳气易衰，阴气易盛，特性为喜燥而恶湿，胃为阳土，多气多血，特性为喜润而恶燥。湿邪侵犯人体时，最易伤害脾阳，造成脾的运化功能失常。中医认为“脾与长夏相应”，长夏为农历六月，因下雨较多以湿气为主。所以，长夏时要特别注意预防湿邪侵害人体。

保健操

（1）揉隐白穴。盘腿端坐，赤足，用左手拇指按压右足隐白穴（足大趾甲根部内侧），左旋按压15次，右旋按压15次；然后用右手拇指按压左足隐白穴，手法同前。

（2）揉公孙穴。盘腿端坐，用左手拇指按压右足公孙穴（足内侧，第一跖骨下缘），左旋按压15次，右旋按压15次；然后用右手拇指按压左足公孙穴，手法同前。

（3）揉三阴交穴。盘腿端坐，用左手拇指按压三阴交穴（内踝尖上3寸，胫骨后缘处），左旋按压15次，右旋按压15次；然后用右手按压左三阴交穴，手法同前。

（4）揉阴陵泉穴。端坐位，双手扶于双膝，用拇指按压阴陵泉穴（胫骨内髁下缘），旋转按压30次。

（5）按揉三脘穴。平卧位，将左手掌心放于中脘穴（腹部中线，剑突与脐中间，中脘穴上1寸为上脘穴，下1寸为下脘穴）覆盖上中下三脘穴，右手压于左手背。向左旋转按揉20次，向右旋转按揉20次。

（6）按揉天枢穴。平卧位，两手放于腹部两侧，中指按压天枢穴（脐旁开2寸处），上下按揉30次。

（7）推腹。平卧位，将左手掌心按于剑突下，右手压于左手背。自上向下推压至小腹耻骨联合处，推50次。

（8）揉足三里穴。端坐位，两手拇指按压足三里穴（外膝眼下3寸，胫骨外侧），旋转按压30次。

（9）推胃经。两手拇指按于足三里穴处，沿胫骨外侧自上向下推至踝关节处，推30次。

（10）全身运动。做完以上保健操后，可做下蹲运动10次和扩胸运动10次，以促进全身气血的流通，更有助于脾胃保健操的效果。本保健操有促进脾胃运化、增加食欲和增强体质的作用。

饮食调养

饮食调养对脾胃养生最为重要。在日常生活中，饮食营养成分的均衡，食物品种的丰富多样，进餐的定时定量，均有利于脾胃的保养。饮食失宜是造成脾胃损伤的主要原因，中医称为“饮食所伤”。饮食所伤包括三个方面：一是饮食不节，包括饥饱失常和饮食规律失常；二是饮食偏嗜，包括饮食有偏、寒热失宜、过食肥甘厚味、饮食五味偏嗜及嗜酒无度等；三是饮食不洁。所以，要防止暴饮暴食、过饥过饱、进餐不定时、偏食偏嗜、吸烟酗酒、饮食不讲卫生等不良习惯。可用以下食疗方进行调养：

（1）山药薏苡仁粥。山药 50 克，薏苡仁 20 克，粳米 100 克，同煮成粥。有益气健脾、涩肠止泻的作用，适用于中老年人脾胃虚弱所致的食欲不振、脘腹胀满、大便溏泄等症。

（2）莲子芡实粥。莲子 10 克，芡实 10 克，补骨脂 5 克，粳米 100 克，同煮成粥。有健脾益气、补肾固精的作用，适用于脾肾两虚所致的食欲不振、脘腹胀满、形寒肢冷、腰膝酸软、五更泄泻等症。

（3）参枣粥。党参 10 克，大枣 10 枚，粳米 100 克，同煮成粥。有健脾益气的作用，适用于体虚气弱、食欲不振、脘腹胀满等症。

（4）茯苓糕。茯苓 10 克，面粉 100 克，将茯苓洗净粉碎成细粉，与面粉混合，加入白糖适量，发酵后，蒸糕食用。有健脾燥湿、利水安神的作用，适用于脾虚有湿所致的脘腹满闷、食少纳呆、失眠多梦等症。

（5）莲子猪肚汤。莲子20克，猪肚1个，胡椒少许，同煮成汤，去胡椒后食用。有温胃健脾、益气补虚的作用，适用于脾胃虚弱所致的食欲不振、消化不良、饮食偏冷等症及胃痛者。

（6）山楂麦芽粥。山楂10克，麦芽5克，粳米100克，同煮成粥。有健脾开胃、消食化积的作用，适用于肉食或米面食积不化所致的脘腹胀满、食欲不振、消化不良等症。

（7）薏米小豆粥。薏苡仁20克，赤小豆20克，粳米100克，同煮成粥。有渗湿利水、健脾益气的作用，适用于脾虚湿盛所致的食少纳差、脘腹胀闷、尿少浮肿等症。

（8）八宝粥。莲子、芡实、薏米、山药、桂圆、红枣、白扁豆各5克，粳米100克，同煮成粥。有益气养血、健脾强身的作用，适用于体虚乏力、食少纳呆、气血亏虚等症。

药物调治

1. 单味药及验方

（1）噙化人参。人参切成薄片，放口内含至无参味后嚼碎咽下，每日噙化1～3克。有补元气、益脾肺的作用，适用于身体虚弱、脾胃功能减退等症。

（2）太子参代茶饮。太子参10克，用开水浸泡半小时后饮用。有益气养阴、健脾益肺的作用，适用于病后体虚、脾胃虚弱、乏力自汗、饮食减少等症。

（3）四君子汤。党参10克，白术12克，茯苓10克，炙甘草5克，水煎服。有益气补中、健脾养胃的作用，适用于脾胃虚弱所致的四肢无力、食少纳呆、脘腹胀满、面色萎白等症。

（4）参枣汤。人参6克，大枣10枚，水煎服。有益气健脾、养血安神的作用，适用于脾虚血亏所致的神疲乏力、食欲不振、面色苍白、失眠多梦等症。

（5）健脾止泻汤。白术12克，山药、茯苓、白扁豆各10克，水煎服。有健脾益气、渗湿止泻的作用，适用于中老年人脾虚清阳不升所致的腹胀泄泻症。

(6) 益脾汤。黄芪 10 克，人参 9 克，白术 2 克，甘草 3 克，水煎服。有益气补虚健脾的作用，适用于脾虚胃弱所致的体倦乏力、食欲不佳、脘腹满闷等症。

2. 常用中成药

(1) 人参健脾丸。由人参、白术、枳实、山楂等组成，有健脾和胃、消食化积的作用，适用于脾胃虚弱所致的脘闷饱胀、饮食无味、脾虚泄泻等症。

(2) 参苓白术散。由人参、茯苓、白术、莲子等组成，有健脾益气、和胃渗湿的作用，适用于脾胃气虚挟湿所致的面色萎黄、四肢无力、饮食不化、大便溏泄等症。

(3) 开胃健脾丸。由党参、陈皮、白术、砂仁等组成，有补脾健胃、益气和中的作用，适用于脾胃虚寒所致的食欲不振、面黄肌瘦、大便溏泄等症。

(4) 香砂六君子丸。由四君子汤加陈皮、半夏、木香、砂仁等组成，有健脾和胃、理气止痛的作用，适用于脾胃虚寒所致的脘腹胀满疼痛、食欲不振、嗳气呕吐泄泻等症。

（5）参术健脾冲剂。由人参、白术、茯苓、白芍等组成，有健脾和胃的作用，适用于脾胃虚弱所致的消化不良、腹胀痞满、神疲乏力等症。

（6）理中丸。由人参、白术、干姜、炙甘草等组成，有温中散寒、补气健脾的作用，适用于中焦虚寒所致的脘腹冷痛、食欲不振、肢体倦怠等症。

肺脏养生

中医理论认为："肺主气而司呼吸，主宣发肃降，通调水道，朝百脉，主治节"，即肺是人体的一个重要呼吸器官，是体内外气体交换的场所。肺通过鼻、咽、气管等呼吸道，吸入清气，呼出浊气，进行氧气与二氧化碳气体的交换，保证机体氧气的充分供应。肺的功能正常，则呼吸通畅，氧的供应充足，面色红润，机体健康。反之，则出现咳嗽、哮喘等症状，严重者机体将会出现缺氧状态，临床表现为呼吸急促，咳喘，面色暗紫，口唇紫绀，表情十分痛苦。所以，肺脏养生要以保证肺的呼吸功能正常为主要原则。

情志养生

中医认为“肺在志为忧”，指情志的异常变化对肺脏的功能将产生影响，特别是悲哀忧伤易损伤肺脏，引起肺脏功能的下降或产生疾病。除了用静神养生法调节自己的异常情绪，节制感情，顺应自然，还可以采用中医提出的“忧伤以喜胜之，以怒解之”的方法，即用喜的情绪来战胜忧伤情绪，或者用怒的情绪来缓解。能用高兴愉快的情绪来战胜忧伤是最好的。

顺时养生

中医认为“肺为娇脏，不耐寒热”，即肺是清虚之体，性喜清润，不耐寒热，不容异物。肺通过口鼻与外界相通，自然界的寒热燥湿之邪气，易侵犯肺脏。顺时养生就是要根据四季寒暑的情况，适当地增减衣服和被褥，使机体适应季节和气候的变化，保证肺脏不被寒热燥湿等外邪侵害。

保健操

1. 冷水浴养生保健方法

(1) 冷水浴。即用低于 20℃ 的冷水擦洗全身。

中老年人开始进行冷水浴锻炼时，最好选择在夏季，先用低于体温的35℃水进行锻炼，随着机体的适应逐渐降低水温至20℃以下，如身体条件较好者亦可参加冬泳运动。

（2）冷热水浴。先用热水洗全身，再用冷水冲洗，然后用毛巾将全身皮肤擦红并产生热感。冷水浴的方法，可以使全身的血管受到刺激，使血管又有舒张又有收缩，能增强血管的弹性，提高人体的抗寒能力，并有促进肺脏功能和适应性的作用。

2. 呼吸保健操

（1）两脚分开站立，与两肩平，上身挺直，双手护于丹田（脐下小腹部）。

（2）吸气时缓缓用力深吸，双手放松，使腹部膨起，吸至最大量，有气沉丹田的感觉。

（3）呼气时缓缓呼出，双手压迫丹田，呼至最小量，反复做30次。

（4）双手放于胁部两侧，随吸气缓缓向两侧平行分开，如扩胸运动，使气吸至最大量。

（5）再随呼气，缓缓放于胁部并按压胁部，做20次。

（6）双臂自然下垂，随吸气缓缓上举，吸气至最大量。

（7）缓缓呼气，随呼气双臂慢慢下降，下蹲，双手抱膝，呼气至最大量。

（8）再起立重复，做20次。

饮食调养

日常饮食应以清淡为主，多食蔬菜水果及豆制品，少食肉食及含脂肪较多的食物，忌食辛辣，戒烟酒。蔬菜以胡萝卜、西红柿、丝瓜、鲜藕、竹笋、菠菜、南瓜、黄瓜等为主，水果以柑橘、梨、苹果、葡萄等为主。下面介绍一些食疗方：

（1）二冬茶。麦门冬、天门冬各5克，洗净切碎，用开水浸泡10分钟，加入蜂蜜适量。有滋阴降火、润肺止咳的作用，适用于肺热燥咳痰粘、阴虚劳嗽证。

（2）银耳羹。银耳10克，大枣7枚，冰糖适量。将银耳用水泡发切碎，大枣去核，同煮1小时，加入冰糖适量，分早晚两次全部服用。有补益润肺、养阴生津的作用，适用于身体虚弱、干咳少痰、喉痒咽干、神疲气短等肺气虚证。如长期服用可减量。用银耳3克，大枣3枚，煎煮方法同前，还有提高人体免疫功能、软化血管、抗衰老、延年益寿的作用。

（3）秋梨粥。秋梨 50 克去核切碎，粳米 50 克，同煮成粥，加冰糖适量。有生津止渴、润肺化痰的作用，适用于咽干口渴、干咳少痰等秋季干燥伤肺证。

（4）海枣粥。海枣 10 枚，粳米 50 克，同煮成粥，加蜂蜜少许。有润肺止咳、生津化痰的作用，适用于咽喉干痛、咯痰不爽的慢性气管炎。

（5）百合粥。百合 10 克，粳米 50 克，同煮成粥，加白糖适量。有养阴润肺、清心安神的作用，适用于肺热久咳、体虚劳嗽等症。

（6）玉竹粥。玉竹 10 克，粳米 50 克，同煮成粥，加蜂蜜适量。有滋阴润肺、生津养胃的作用，适用于燥咳痰粘、咽干喉痒、食欲不振等肺胃阴虚证。

（7）杏仁豆腐。杏仁 5 克，豆腐 50 克，将杏仁用沸水浸泡数分钟，去皮，再加水 200 毫升与杏仁同磨成杏仁浆，煮沸 10 分钟后放入豆腐，再煮沸后加入冰糖适量。有利肺化痰、止咳平喘的作用，适用于各种咳嗽气喘证。

（8）燕窝羹。燕窝3克，冰糖10克，将燕窝用温水泡软洗净后，加入冰糖，放入碗中，放锅中蒸30分钟。有养阴润肺、益气止咳的作用，适用于身体虚弱的咳嗽气喘者。

药物调治

肺脏疾病可分为虚、实两大类，实证者宜用清法，虚证者宜用补法。

1. 常用方剂的补法

（1）玉屏风散。黄芪10克，白术12克，防风5克，水煎服。有益气固表止汗的作用，适用于肺气虚弱和肌表不固所致的恶风自汗、不耐寒热、易感冒等症。

（2）黄芪四君汤。黄芪15克，党参10克，白术12克，茯苓9克，五味子6克，甘草3克，水煎服。有健脾益气、补肺止咳的作用，适用于肺气虚所致的咳喘气短、神疲乏力、语声低微等症。

（3）百合知母汤。百合20克，知母5克，麦冬5克，水煎服。有养阴润肺、生津止渴的作用，用于肺阴不足和阴津亏虚所致的干咳少痰、痰质黏稠、不易咯出、咳声嘶哑等症。

2. 常用中成药的补法

（1）人参保肺丸。由人参、贝母、陈皮、杏仁等组成，有益气补肺、止咳平喘的作用，适用于肺虚所致的咳嗽气喘、神疲乏力、气短痰稀等。

（2）蛤蚧养肺丸。由蛤蚧、沙参、麦冬、贝母等组成，有补虚润肺、健脾化痰、止咳平喘的作用，适用于肺气虚衰和脾肾不足所致的咳嗽痰少、咳痰不爽、喘急气短、消瘦乏力等症。

（3）养阴清肺膏。由地黄、麦冬、白芍、贝母等组成，有养阴清肺的作用，适用于肺肾阴虚和燥热内生所致的咳嗽痰少、口燥咽干、心烦少寐等症。

3. 常用方剂的清法

（1）杏苏汤。苏叶 6 克，杏仁 10 克，桔梗 6 克，陈皮 5 克，甘草 3 克，水煎服。有宣肺化痰、散风止咳的作用，适用于外感凉燥和肺气失宣所致的咳嗽痰稀、鼻塞头痛等症。

（2）百花汤。百合 15 克，金银花 12 克，连翘 10 克，杏仁 6 克，水煎服。有清热解毒、润肺止咳的作用，适用于肺热所致咳嗽、咯痰黄稠、不易咯出、咽喉肿痛等症。

（3）清肺汤。百合15克，麦冬12克，桑叶10克，杏仁10克，甘草6克，水煎服。有养阴润燥、清肺止咳的作用，适用于燥热伤肺所致的干咳少痰、痰稠不易咯出、咽喉疼痛、口燥咽干等症。

4. 常用中成药的清法

（1）通宣理肺丸。由麻黄、杏仁、陈皮、半夏等组成，有解表散寒、止咳化痰的作用，适用于外感风寒咳嗽、咳嗽痰白、无法恶寒、头痛鼻塞等症。

（2）清肺抑火丸。由黄芩、栀子、贝母、前胡等组成，有清肺抑火、止咳化痰的作用，适用于痰热壅肺所致的咳嗽痰多、胸闷咽痛、痰黄黏稠等症。

（3）二母宁嗽丸。由贝母、知母、黄芩、桑白皮等组成，有清肺润燥、顺气止嗽的作用，适用于燥热伤肺所致的咳嗽、痰黄黏稠、不易咯出或干咳无痰、口燥咽干等症。

牙齿养生

牙齿的主要功能是对食物进行咀嚼，便于消

化，以保证营养物质的充分吸收。牙齿还有协助咽喉语言发声的作用。近年来的医学研究还表明，牙齿健全而咀嚼功能正常的老年人，老年性痴呆的发病率明显降低，提示健全的牙齿和正常的咀嚼功能对老年人的智力有利，所以搞好牙齿的养生保健，不但能促进食物的消化吸收功能，还对智力有一定的保护作用。

保健操

每日清晨起床后和夜晚临睡前，各叩齿一次。叩齿方法是，将上齿和下齿相磕，每次叩 36 下，以叩齿后感觉牙齿和牙龈轻松舒适为度。叩齿可以促进牙周神经兴奋和改善血液循环，增强牙周组织的抗病和再生能力。

饮食调养

在日常生活中，多食用含蛋白质、维生素、矿物质及微量元素的饮食，保证充分的营养成分，对健齿很有益。中老年人，由于生理功能减退会出现骨质疏松症，造成钙的缺乏，并对牙齿的健康也有明显影响。所以，中老年人除日常饮食应保证充足的营养外，还要注意多食用含钙质丰富的食品，如牛奶或奶制品。鲜牛奶是最佳的补钙品，牛奶公司出品的袋装牛奶一般为 243 毫升，含钙约 110～160 毫克，并增加了维生素 A200 单位和维生素 D60 单位，促进了人体对钙质的吸收。同时牛奶内还含有人体所需的氨基酸、乳糖等营养物质，对中老年人补钙固齿非常有益，所以每天应坚持饮用牛奶 200 毫升以上。而含糖类较多的甜食、酸味的水果或饮料都对牙齿有一定的损害，要进行控制，较少食用。

药物调治

中医理论认为“肾主骨生髓”，“齿为骨之余”，故牙齿的生长和脱落与肾中精气的盛衰密切相关。肾中精气充沛，则牙齿坚固而不易脱落，肾中精气不足，则易于松动或早期脱落。

1. 单味药及验方

(1) 鹿茸。每日服 1～2 克，或将鹿茸浸酒 10 天后，饮酒。有补肾阳、益精血的作用，适用于肾虚精亏所致的腰膝酸软、筋骨无力、牙齿松动脱落等症。

（2）固齿汤。肉苁蓉 10 克，杜仲 6 克，骨碎补 6 克，水煎服。有补肾壮骨、益精固齿的作用，适用于肾精不足所致的牙龈萎缩、牙齿松动脱落等症。

2. 常用中成药

（1）知柏地黄丸。由知母、黄柏、熟地黄、山萸肉等组成，有滋肾阴、降虚火的作用，治疗牙齿松动、咀嚼无力、牙龈红肿萎缩等症。

（2）补肾固齿丸。由骨碎补、熟地黄、枸杞子等组成，有补肾填精固齿的作用，适用于肾虚精亏所致的牙齿动摇不固、牙龈萎缩、牙齿酸软、咀嚼无力等症。

咽喉养生

咽喉是人体饮食与呼吸的通路，食物通过咽喉从食道进入胃肠中而为机体提供营养，空气通过咽喉从气管进入肺而为机体提供氧气。咽喉也是人体的语音发生器官，与人的语言、歌唱有重要的关系，所以咽喉养生是保证身体健康和语音功能正常的重要措施。

饮食调养

经常食用清凉多汁的蔬菜水果对咽喉的保养有利。

(1) 黄瓜汁。用黄瓜 1 根，粉碎绞汁，再加少许凉开水及白糖，搅拌后饮用，有清热润喉利咽作用，适用于风热型咽干喉痒等。黄瓜洗净，生食细嚼亦可。

(2) 梨汁。将梨去皮核，粉碎绞汁，加入少许水及蜂蜜，搅拌后饮用，有润喉止痒作用，适用于阴虚型咽干喉痒。

(3) 食荸荠法。鲜荸荠洗净，去皮，细嚼生食，有利咽消炎作用，适用于急慢性咽炎。

(4) 鲜藕绿豆粥。用鲜藕、绿豆、大米共煮粥，加冰糖少许，食用，有解暑利咽作用，适用于咽喉炎。

(5) 生食萝卜。可食用生萝卜适量，也有润喉清咽的作用。

药物调治

1. 单味药与验方

(1) 胖大海饮。胖大海 3～5 枚，用开水泡至

10 分钟，加入适量白糖或蜂蜜调味，经常饮用。有清宣肺气、清肠通便、防治咽喉疾病的作用，适用于咽喉肿痛、声音嘶哑等症。

（2）藏青果饮。藏青果 5～10 枚，水煎半小时，加冰糖或蜂蜜适量，做饮料服用。有利咽开音、润喉止咳的作用，适用于咽喉干痒、声哑失音等症。

（3）罗汉果茶。罗汉果味清甜，甘凉，用罗汉果 2～3 枚，切成薄片，开水泡服。有清肺利咽、润喉止痒、保护嗓音的作用，适用于教师、演员、播音员等使用嗓子较多的人，并能治疗咽喉炎导致的咽喉痛痒。

2. 常用中成药

（1）秋梨膏。由秋梨、麦冬、百合、冰糖等组成，有润肺化痰、清利咽喉的作用，加温水冲开，做饮料服用，可预防咽喉疾病和治疗咽喉干痛、燥咳痰稠等。

（2）养阴清肺膏。由生地、麦冬、玄参等组成，有养阴润燥、清肺利咽的作用，加温水冲开，可加适量白糖或蜂蜜调味，每日服 2～3 次，适用于阴虚肺燥所致的咽喉干痛、口渴干咳等症。

（3）清音丸。由桔梗、麦冬、冰片等组成，有清音利咽的作用，每服 1 丸，每日两次，适用于肺热、胃热所致的口干舌燥、声哑失音等症。

（4）金嗓清音丸。由生地、麦冬、丹皮等组成，有滋阴清热利咽的作用，适用于阴虚热盛所致的咽喉干痛、吞咽不利、口渴少饮等症。

（5）西瓜霜润喉片。由西瓜霜、冰片、薄荷等组成，有清音利咽、消肿止痛的作用，适用于咽喉肿痛、声音嘶哑等急慢性咽炎、口腔溃疡等。

眼睛养生

眼睛是人体的视觉器官，主要功能为观察外界事物。中医理论认为“肝开窍于目”，“肝藏血”，“目受血而能视”，视力正常与否，有赖于肝气的疏泄和肝血的荣养。肝血不足，则两目干涩，目暗不明，视物昏花，肝火上炎，则目赤肿痛。

保健操

（1）端坐或两脚分开站立，上身端平，将两手搓热，两眼闭合，做好按摩准备。

（2）揉睛明穴（位于两眼内眦部）。用两手食指轻按睛明穴，自外向里旋转按摩16次，再由里向外按摩16次。

（3）揉攒竹穴。用两手中指轻按攒竹穴（位于眉头内侧凹陷处），先向右旋转按摩16次，再向左按摩16次。

（4）揉鱼腰穴（眉中心的凹陷处）。除按摩穴位变化外，手法与揉攒竹穴相同。

（5）揉丝竹空穴（眉梢外侧凹陷处）。手法与揉睛明穴同。

（6）揉眼眶下。将食指、中指及无名指并拢，置于眼眶下，中指按四白穴（眼睛瞳孔直下1寸处），按摩方法如上。

（7）揉太阳穴（眉梢与眼外眦之间向后1寸处）。用两手的鱼际肌部位，轻按太阳穴，由前向后旋转按摩20次，再由后向前旋转按摩20次。

（8）揉风池穴（颈后枕骨下，大筋外侧凹陷处）。将两手并拢，用中指按住风池穴，食指与无名指顺颈部同时按下，手法同揉太阳穴。

做完以上护目保健操后，睁眼远望并加做阔胸运动则更佳。

饮食调养

饮食多样化，饥饱适宜，营养成分丰富而均衡，则机体的气血充足，有助于眼睛的保养。中医辨证将眼疾分为虚、实两大类：一类为虚证，多由肝肾阴虚所致，表现为视物不清、昏暗不明、双目干涩等；一类为实证，主要由于风热肝火所致，表现为目赤肿痛、目痒多泪等。所以，饮食调养根据不同情况采用不同的调养方法，虚证适用于补法，实证适用于清法。

1. 补法

多食瘦肉、鱼虾及动物肝脏，其中以羊肝为最佳。羊肝内含有丰富的维生素 A、蛋白质及其他营养成分，是养肝明目的佳品。胡萝卜中含有丰富维生素，其中以胡萝卜素为最多，对眼睛也有较好的保护作用，经常服食羊肝胡萝卜粥对补肝养目有较好效果。

2. 清法

多食青菜水果，如水萝卜、西红柿、芹菜、梨、柑橘、苹果等。平时饮用绿茶、花茶等，也有清肝明目、防止眼病的作用。

药物调治

药物调治眼睛的养生保健方法也分为补法和清法，肝肾阴虚型用补法，风热肝火型用清法。

1. 单味药的补法

（1）枸杞子 10 克，洗净蒸熟嚼食。有补肝益肾、滋阴明目的作用，适用于肝肾阴虚所致的头晕目眩、两目干涩、视物昏花等症。

（2）明目饮。决明子 10 克，枸杞子 10 克，女贞子 6 克，水煎服。有补肝肾明目的作用，适用于肝肾阴虚所致的腰膝酸软、目暗不明、视物昏花等症。

2. 常用中成药的补法

（1）明目地黄丸。由熟地黄、山萸肉、枸杞子、菊花等组成，有滋肾养肝、清热明目的作用，适用于肝肾阴虚、两目干涩、畏光流泪、视物模糊等症。

（2）石斛夜光丸。由石斛、人参、肉苁蓉、决明子等组成，有滋阴补肾、养肝明目的作用，适用于中老年人的视力减退、两目干涩、视物昏花等症。

（3）复明片。由山萸肉、谷精草、枸杞子等组成，有滋肾养肝、益精明目、疏风退翳、清热利湿等作用，对防治老年人青光眼、白内障、视神经萎缩及视网膜功能低下等均有一定效果。

3. 单味药的清法

（1）白菊花6克，开水浸泡10分钟后服用。有清肝明目的作用，适用于肝火风热而引起两目发胀、目赤肿痛、热泪多眵等症。

（2）决明子15克，开水浸泡15分钟后服用，有清肝明目、润肠通便的作用，适用于风热上炎所致目赤肿痛、羞明多泪等症。决明子代茶饮用，有增强视力、防治目疾和治疗便秘的作用。白菊花和决明子均有平肝潜阳、降血压的作用，中老年人服用十分有益。

（3）珍珠粉，味甘咸寒，有清肝明目、补钙美容的作用，目前市场出售的可溶性珍珠粉溶解度及吸收率较好，适合中老年人服用。

4. 常用中成药的清法

（1）明目上清丸。由黄连、栀子、菊花、薄荷等组成，有清热散风、明目止痛的作用，适用于暴发火眼、两目红肿痛痒多泪等症。

（2）明目蒺藜丸。由白蒺藜、黄连、连翘、蝉衣等组成，有清热祛风、散淤退翳的作用，适用于急性结膜炎引起的目赤肿痛、畏光流泪、灼热涩痛等症。

鼻子养生

中医认为“鼻为肺之窍”，是人体内外空气交换的关口，是吸入“清气”、呼出“浊气”的必经之路。由于鼻子与外界相通，所以对外界环境的变化比较敏感，如天气变寒，保暖不够，就会出现鼻塞、流清涕的症状；天气炎热干燥，又会出现鼻干或流浊涕的症状。所以，对鼻子的保护十分重要。

保健操

（1）首先取端坐位，上身挺直，将两手搓热，做好按摩准备。

（2）揉印堂穴（位于两眉的中心）。将右手中指按压印堂穴上，自左向右旋转按摩 36 次，再自右向左旋转按摩 36 次。

（3）推鼻根（位于鼻梁两侧）。将两手食指轻放于睛明穴，自上而下轻推至迎香穴（位于两鼻旁开 0.5 寸外），然后再自迎香穴自下而上，轻推至睛明穴，各 36 次。

（4）揉迎香穴。将两手食指轻按于迎香穴，自左向右旋转按摩 36 次，再自右向左旋转按摩 36 次。

（5）揉风池穴。将两手中指按住风池穴，由前向后旋转按摩 36 次，再由后向前旋转按摩 36 次。

（6）揉头维穴（位于前发际额角处）。用两大拇指按于头维穴，其余四指固定于前额，自下向上按摩 36 次，再自下向上按摩 36 次。

鼻部保健操做完后，可用双手轻搓鼻部和脸部。

饮食调养

注意饮食均衡，饮食应以清淡为宜，适量进食蛋白质类食品，多食用含维生素较多的蔬菜和水果，特别是具有芳香气味的蔬菜（如芫荽）及柑橘类水果，对鼻子的养生有益。

药物调治

1. 单味药与验方

（1）辛夷茶。辛夷 10 克，开水浸泡 10 分钟服用，有散风寒、通鼻窍的作用，适用于外感风寒所致的头痛、鼻塞、鼻流清涕等症。

（2）通鼻饮。辛夷10克，苍耳子6克，薄荷3克，将辛夷、苍耳子水煎煮15分钟，停火前加入薄荷，过滤后服用。有祛风散寒、宣通鼻窍的作用，适用于急性鼻炎所致的鼻塞鼻痒、嚏多、流清涕等症。

（3）菊花油。菊花10克，水煎煮，过滤后加甘油，用棉签涂于鼻粘膜。有润鼻止痛的作用，适用于阴虚燥热所致的鼻腔干燥疼痛等症。

2．常用中成药

（1）藿胆丸。由藿香、苍耳子、猪胆等组成，有清风热、通鼻窍的作用，适用于慢性鼻炎引起的鼻塞不通、鼻干、鼻涕黏等症。

（2）鼻炎康片。由野菊花、黄芩、苍耳子、藿香等组成，有宣肺通窍、清热解毒、消肿止痛的作用，适用于外感或肺经有热所致的鼻塞流涕、喷嚏失嗅、头胀痛等症。

（3）通窍鼻炎片。由苍耳子、白芷、黄芪、白术等组成，有扶正固本、祛邪通窍的作用，适用于过敏性鼻炎所致的遇冷或遇粉尘即打喷嚏、流清涕。

耳部养生

中医认为肾开窍于耳，故耳的听觉功能与肾的精气盛衰有密切关系，肾精充足，髓海得养，则耳的听觉功能正常。如果人的肾中精气虚衰，髓海空虚，则听力减退，或有耳鸣、耳聋等，故中医用补肾法以治耳功能减退。

保健操

（1）首先取端坐位，将两手搓热，做好准备工作。

（2）用双手捏住双耳上部耳轮，拇指位于耳轮内侧，其余四指位于耳轮外侧，揉搓 36 次。

（3）用双手捏住双耳的下部，大拇指位于耳轮外侧，食指弯曲并位于内侧，揉搓 36 次。

（4）将双手掌心紧贴两耳，其余四指向后至枕部，两手中指相互对接。再将双手食指放于中指上，从中指用力滑下，叩击脑后枕部，叩 36 次。

（5）双手四指按住后枕部不动，将掌心轻轻按住耳道，再快速抬起，连续进行 36 次。

（6）用双手食指尖按住耳道口，旋转按摩6次后快速抬起，再按摩再抬起，连续6次。

耳部保健操做完后，两手向上按压双耳，上下搓动20次左右，以耳热为度。

饮食调养

饮食调养的基本原则是以清淡为主，多食米、面、豆类、蔬菜水果；适量食用瘦肉、鸡蛋及动物肾脏等，避免肥肉辛辣之品，戒烟酒。

1. 补法

该法适用于中老年人肾虚所致的耳鸣耳聋。

（1）枸杞子粥。枸杞子10克，粳米100克，同煮成粥。有补益肝肾、聪耳明目的作用，适用于肝肾亏虚所致的耳鸣耳聋。

（2）山药粥。山药20克，粳米100克，同煮成粥。有健脾补肾的作用，适用于脾肾不足所致的耳鸣耳聋、神疲乏力、大便溏泄等症。

（3）猪肾粥。猪肾1个，去其内部白膜（即肾盂、肾盏部分），洗净切碎，大米100克，同煮成粥。有以肾补肾、防治听力减退的作用，适用于肾虚所致的耳鸣耳聋、腰膝酸软等症。

（4）核桃仁。每日嚼食10～20克，有补肾益肺的作用，适用于肺肾虚损所致的咳嗽气喘、耳鸣耳聋等症。

2. 清法

该法适用于风热或肝火所致的耳鸣耳聋。

（1）荷叶粥。荷叶10克（鲜品加倍，效果更佳），大米100克。将大米煮成粥后，再放入荷叶，略煮即可。有清热泻火的作用，适用于风热上扰清窍所致的头晕耳鸣。

（2）荸荠。荸荠洗净去皮，生食能清热生津，能防治风热所致的耳鸣耳聋。

（3）海蜇。海蜇洗净切丝，加黄瓜丝香油、盐，做菜食用，有清泻肝火的作用，适用于肝火型耳鸣。

药物调治

药物调治方法分为补法与清法，肝肾虚损引起的耳鸣耳聋用补法，风热肝火等引起的则用清法。

1. 单味药及验方的补法

（1）枸杞子。枸杞子10克，洗净嚼服（亦可浸酒服）。有滋补肝肾、聪耳明目的作用，适用于肝肾不足所致的耳鸣耳聋、目暗不明等症。

（2）地黄饮。熟地黄 30 克，生地黄 15 克，水煎服。有滋阴养血、补益肝肾、聪耳明目的作用，适用于肝肾不足所致的腰膝酸软、耳鸣耳聋、目暗不明等症。

2. 常用中成药的补法

（1）耳聋左慈丸。由熟地黄、山药、山萸肉、磁石等组成，有滋阴平肝、聪耳明目的作用，适用于肝肾阴虚所致的耳鸣耳聋、听力减退、头晕目眩等症。

（2）益气聪明丸。由党参、黄芪、升麻、白芍等组成，有补益中气、升提清阳、聪耳明目的作用，适用于中气不足之耳鸣耳聋、神疲乏力、食少腹胀等症。

（3）磁朱丸。由磁石、朱砂、六神曲等组成，有交通心肾、重镇潜阳的作用，适用于听力减退、耳鸣耳聋、腰膝酸软、失眠多梦等症。

3. 单味药及验方的清法

（1）白菊花。代茶饮，有清热平肝的作用，适用于风热肝火所致的耳鸣耳聋。

（2）银连茶。金银花 10 克，连翘 10 克，水煎煮后代茶饮。有清热解毒的作用，适用于热毒壅盛所致的耳红肿或中耳炎。

4. 常用中成药的清法

（1）耳聋丸。由龙胆草、栀子、黄芩、生地等组成，有清泄肝胆实热、通窍利湿的作用，适用于肝胆实火和湿热侵扰耳窍所致的耳鸣耳聋、头痛咽干、心烦胁痛等症。

（2）龙胆泻肝丸。由龙胆草、生地、柴胡、木通等组成，有清肝泻火、清利肝胆湿热的作用，适用于肝胆湿热所致的耳鸣耳聋、头晕目赤、胁痛口苦等症。

四肢及关节养生

四肢及关节包括上肢和下肢及其各个关节。上肢包括手、前臂、上臂、指关节、腕关节、肘关节及肩关节等；下肢包括足、小腿、大腿、趾关节、踝关节、膝关节及髋关节等。四肢的功能主要为支撑人体和运动，保证完成生活和劳动过程中的各种动作。

上肢养生

上肢的骨骼主要由指骨、掌骨、腕骨、尺骨、桡骨、肱骨、锁骨及肩胛骨组成，肌肉主要由手肌、前臂肌、上臂肌及肩带肌等组成，关节主要由指关节、腕关节、肘关节及肩关节等组成，其主要功能是完成生活和劳动过程中的各种动作。

1. 手部养生

(1) 搓手法。将两手掌对合，上下搓动摩擦，以热为度，再做洗手动作，左手搓右手，右手搓左手，各20次。

(2) 运球法。用玉石球、铁球或核桃均可，在手中握2枚，然后用手指推动，使其在手掌中旋转，技术熟练者可握3～4枚。不拘时间和次数，空闲时间即可运球。

(3) 扭指法。用左手握住右手拇指，扭转10次，再握右手食指，扭转10次，以此类推将右手指扭转完毕后，用右手握左手指扭转。

以上方法可以促进手部的血液循环，刺激手部的经穴，达到调和气血、疏通经络的目的，有保持手指灵活、延缓大脑衰老的作用。

手部皮肤的护理可参考皮肤养生方法。

2. 上肢养生

（1）撸臂法。将两手合掌搓热，用右手掌紧握左腋下，用力沿臂内侧自上而下撸至掌心，经虎口翻至手背，用力沿手臂外侧自下向上撸至肩部，揉肩部2～3圈，然后翻至左腋下，共撸10次。然后用左手掌撸右手臂，做10次。

（2）举臂法。站立位，两脚分开与肩平，双手掌心向下，放于腹部，然后翻掌向上，慢慢上举，至下颌部后，翻转手掌，掌心向外，再向上举时，掌心逐渐向上，用力上推，头向后仰，脚后跟随之抬起，脚尖着地。然后两手分开，自身体两侧缓缓下落至腹部，再交叉，做16次。

（3）拍臂法。将左臂向前伸平，用右手掌拍打左臂的上、下、内、外侧，然后用左手掌拍打右臂，各做10次。

（4）运关节法。站立位，双手举至肩平，十指分开，四指向前方，肘关节部自然弯曲，做左右运动20次，做上下运动20次，运动时注意要将指、腕、肘、肩各关节均进行活动。

以上方法有促进上肢肌肉关节血液循环、提高肌肉耐力、保持关节灵活、防治肩周炎等作用。

下肢养生

下肢的骨骼主要由趾骨、跖骨、跗骨、腓骨、胫骨、股骨及骨盆等组成，肌肉主要由足肌、小腿肌、大腿肌及髋肌等组成，关节主要由足关节、踝关节、膝关节及髋关节等组成，其主要功能是支撑人体和运动，以保证完成生活和劳动过程中的各种动作。

1．足部养生

日常生活中脚的养生保健，首先要注意双脚的保暖，夏季不可过于贪凉，冬季注意保暖，并养成天天用温热水泡洗双脚的好习惯。

（1）揉脚心法。每晚泡洗脚后，坐于床上，左腿弯曲，用左手握住左脚，右手掌心对左足心，上下搓摩50次；再屈右腿，右手握右脚，左手掌心对右足心，上下搓摩50次。有交通心肾、濡养筋脉、充养气血、清肝胆、降血压、养心安神的作用，用力要适度，并要持之以恒，自有强身健体的效果。

（2）足部按摩健康法。从上世纪80年代开始，国内外均开展了足部反射区保健疗法，并于1989年5月在美国召开了首届足部反射区疗法会议，足部反射区保健疗法可适用于多种疾病的康复和养生保健，可避免应用化学性药品所产生的毒副作用，被公认为是一种保健养生的好方法。

（3）药浴法。用红花、丹参、牛膝等煎水，至水温适度后，泡脚30分钟，有舒筋活血、消除疲劳的作用。

2. 下肢养生

（1）撸腿法。用两手握紧一侧大腿根部，用力向下撸至踝部，再向上撸至腿根部，做16次；换另一侧腿，做16次。

（2）拍腿法。双手的手指并拢，掌心略呈凹陷状，拍打一侧下肢的前、后、内、外侧，然后再拍打另一侧下肢，各做10次。以上方法有消除疲劳、保持气血通畅、增强腿部肌肉力量的作用。

（3）搓踝关节法。左腿弯曲，用右手握住左踝关节，用力旋转搓摩18次，然后双手握住踝关节上方，活动踝关节。再屈右腿，用左手握右关节，搓摩18次，活动踝关节。本法可促进踝关节血液循环，增强踝关节的灵活度，防治踝扭伤。

（4）揉膝关节法。平坐位，双手搓热，用两手掌心捂住左膝关节处，用力前后搓揉30次，再搓揉右膝关节30次。

（5）旋转膝关节法。两腿并齐，屈膝半蹲位，双手扶膝，缓缓做膝关节旋转运动，左旋20次，右旋20次，旋后做蹲立运动10次。

揉膝关节和旋转膝关节有促进膝关节血液循环、增强膝关节灵活性和韧性的作用。

皮肤养生

皮肤养生，是对全身皮肤进行养生保健护理，延缓皮肤衰老，保持皮肤健美、红润、细腻的方法。皮肤覆盖于全身的表面，对身体有重要的屏障保护作用，使人体免受外界有害物和微生物的损伤，并能调节体温、排出代谢产物和维持水盐平衡。中老年人由于生理功能逐渐衰退，皮肤也出现衰老性变化，如皮肤皱纹增多、失去弹性、粗糙而缺少光泽、瘙痒等。在日常生活中，经常对皮肤进行合理保养，能够明显延缓皮肤衰老，减少老年皮肤病。

皮肤的四种类型

人的皮肤大致可分为四种类型，即油性皮肤、干性皮肤、中性皮肤及混合性皮肤。

（1）油性皮肤。皮肤毛孔明显，皮脂腺分泌的油脂较多，特别是脸部皮肤给人一种油腻的感觉，用餐巾纸擦拭鼻部两侧，可见纸为油脂所浸透，皮肤颜色较黑，衣领部易被油脂所污染，皮肤对外界环境的变化适应能力较强。

（2）干性皮肤。皮肤毛孔不明显，皮脂腺分泌较少而均匀，颜面无油腻感觉，皮肤颜色较白，皮肤细嫩，对外界环境的变化适应能力较差。

（3）中性皮肤。介于油性皮肤与干性皮肤之间，皮肤的油脂分泌、水分和酸度都比较均衡，对外界环境的适应能力也较好。

（4）混合性皮肤。在身体的不同部位，油性和干性皮肤的情况也不同，但这种类型的人较少。

皮肤养生三步走

中老年人皮肤养生的要点有三个，即清洁皮肤、滋润皮肤及补养皮肤。

第一，清洁皮肤。

在日常生活中，经常清洁皮肤，保持皮肤的洁净，是皮肤养生的最重要措施。因为皮肤表面的尘埃、汗渍、皮脂腺的分泌物和各种微生物，形成一层污垢，影响了皮肤细胞的代谢，加速了皮肤的衰老而显得粗糙无光泽。经常清洗皮肤表面的污垢，使皮肤的汗腺、皮脂腺畅通，皮肤细胞代谢正常，就能延缓皮肤的衰老，保持皮肤的润滑、细嫩而富有弹性。

（1）油性皮肤的清洁方法。清洁皮肤，特别是清洗脸部皮肤时要用含矿物质少的软水，尽可能不用硬水，因为硬水中含有较多的钙、镁、铁等矿物质，对皮肤有刺激作用，会使皮肤变得粗糙。如所处地区仅有硬水时，可将硬水煮沸数分钟或加少许硼酸后再用，可减少硬水对皮肤的刺激。清洗油性皮肤应采用温水（20℃～30℃）和冷水（12℃～20℃）交替清洗的方法。先用温水湿润皮肤，然后用碱性偏大的香皂、清洗剂（如洗面奶、洁面乳或浴液等）清洗，并不断地按摩皮肤，再用温水洗净皂液或清洗液，最后用冷水冲洗皮肤。

（2）干性皮肤的清洁方法。清洗时用软水，也可采用温水与冷水交替清洗的方法。与油性皮肤不同的是，干性皮肤要避免使用碱性大的香皂或清洗剂，要用碱性小而性质柔和的香皂或清洗剂，以减少对皮肤的刺激。

（3）中性皮肤的清洁方法。中性皮肤适应性较好，用温水或冷水清洗均可，清洗用水也以软水为好，并选用性质柔和的香皂或清洗剂。

（4）混合性皮肤的清洁方法。混合性皮肤可根据自己不同部位的具体情况采用不同的清洗方法。

面部皮肤每日一般清洗两次，早晚各一次。油性皮肤可清洗三次，早中晚各一次，以便清除面部皮肤表面的油污，保持皮肤的清洁。全身皮肤应每日清洗一次，如条件所限每周至少清洗两次。清洁皮肤对保养皮肤是非常必要的，但也不能清洗次数过多，否则皮肤正常分泌的物质被洗掉后不能及时得到补充，从而造成皮肤干裂粗糙。

第二，滋润皮肤。

中老年人由于皮肤的功能逐渐减退，汗腺和皮脂腺的分泌减少，皮肤易于干燥粗糙，必须应用滋润剂来补充皮肤的水分和油脂，以保证皮肤的润泽。对于干性皮肤的中老年人或在冬秋季气候干燥的季节尤为重要。滋润皮肤的最佳时间是在清洗皮肤之后，因为这时皮肤虽被擦干，但表面仍留有水分，及时使用润肤剂涂擦皮肤，并进行揉搓，可以将部分水分保存于皮肤表面，以保持皮肤的润泽。

（1）油性皮肤的滋润方法。皮肤清洗后，立刻用皮肤收敛剂涂擦，然后再用含水分较多的润肤剂轻轻涂擦皮肤表面，以保存表皮的水分。在两次清洗皮肤的中间再用收敛剂涂擦一次效果更佳。

（2）干性皮肤的滋润方法。皮肤清洗后，用皮肤清爽剂涂擦，然后再用含油脂成分较多的润肤剂轻轻涂擦皮肤表面，使油脂滋润干燥的皮肤，以保持皮肤的细嫩。

（3）中性皮肤的滋润方法。皮肤清洗后，用皮肤舒张剂涂擦，然后再用油水适中的润肤剂轻轻涂擦皮肤表面，以保持皮肤的润泽。

目前，市场上的化妆品品种很多，可根据自己皮肤的具体情况选用相应的化妆品，必要时可向皮肤科的专家进行咨询。

第三，营养皮肤。

随着年龄的增长，人体的皮肤逐渐老化，细胞代谢减慢，皮脂腺分泌减少，皮肤弹性降低等。合理进食含有丰富蛋白质、维生素及微量元素的食物，使用含有促进皮肤细胞功能的天然动植物成分化妆品，有利于营养皮肤细胞，促进其新陈代谢，延缓皮肤衰老。营养皮肤主要分为饮食营养、药物营养两种方法，可以使营养物质通过肠胃吸收以保证皮肤的健美，也可以直接将营养物质加入化妆品中涂擦皮肤表面，使表皮吸收，以增强细胞生理功能，促进新陈代谢，保持皮肤细嫩洁白而富有弹性。

1. 饮食营养皮肤

养成良好的饮食习惯，每日三餐定时定量，饥饱适宜，荤素合理搭配，切忌油肉过多，暴饮暴食。食物要注意多样化，以保证适量的热量，充足的蛋白，丰富的维生素和微量元素。多吃豆类食品和蔬菜水果，能生吃的食物尽量生吃，以保证其营养成分不被破坏。平时注意多吃些富含纤维素的食品，保证排便通畅，也有助于保养皮肤。尽量少吃动物脂肪及油炸食品，少吃辛辣食品。下面介绍几个饮食营养方法：

（1）牛奶。每日服用牛奶 250 毫升，有滋养皮肤、润泽颜面的作用，并能防治中老年人的骨质疏松症。

（2）莲子龙眼羹。莲子 10 克，芡实 10 克，薏苡仁 20 克，龙眼肉 10 克，水煎煮 1 小时，加蜂蜜适量，每日分三次服完。有健脾益气、补肾固精、养血、润肤美容等作用，适用于皮肤粗糙黝黑、皱纹较多的人。

（3）薏米百合粥。薏米20克，百合6克，粳米100克，将薏米、百合、粳米加水煮沸30～40分钟，直接服用或加少许白糖调味，早晚服用。有清热润燥、滋养皮肤的作用，适用于扁平疣、皮肤干燥等症。

（4）芝麻白糖糊。芝麻炒熟，与白糖适量共同捣碎，装入瓶中备用。每次取10克，用开水冲服，每日一次或两次。有补肝肾、乌须发、润皮肤的作用，适用于身体虚弱、皮肤干燥等症。

（5）美容面膜。用鸡蛋清、黄瓜汁、柠檬汁的混合液涂于面部，对皮肤也有保健美容作用。

2. 药物营养皮肤

1）单味药及验方

（1）杏仁乳。杏仁30克，在沸水中煮3～5分钟，然后浸泡于冷水中，去皮。再放入家用粉碎机中，加入300毫升的蒸馏水，粉碎至乳状，过滤后使用。洗浴后涂擦全身，有护肤补养、润泽皮肤的作用，可使皮肤白嫩细腻，富有弹性。

（2）甘菊洗剂。甘菊20克，浸泡半小时，水煎20分钟，过滤，加入一半的酒精，涂擦皮肤，有清洁皮肤、去除油腻、使皮肤细嫩的作用。

（3）薄荷洗剂。薄荷10克，用开水浸泡5～10分钟，过滤后使用，有改善皮肤血液循环、止痒去皱的作用。

2）中成药

（1）逍遥丸。由柴胡、当归、白芍、白术等组成，有疏肝解郁、养血祛斑的作用，适用于肝气郁结和气滞血淤所致的面生黄褐斑、胁肋作痛、头昏目眩等症。

（2）人参养荣丸。由人参、白术、当归、肉桂等组成，有益气健脾、养血美容的作用，适用于心脾不足和气血两亏所致的面色苍白无华，伴有神疲乏力、食少便溏、心悸失眠等症。

（3）三七补血丸。由三七、乌鸡、党参、当归等组成，有补益气血的作用，适用于气血两亏所致的面色苍白或萎黄无华，伴头晕目眩、神疲乏力、阴虚潮热等症。

（4）珍珠蜂王浆。由珍珠、蜂王浆等组成，有美容驻颜、补虚强身的作用，适用于久病体虚和气血虚损所致的面色萎黄、枯槁无华，伴精神萎靡、体倦无力、心悸气短等症。

第六章

常见病的中医调养智慧经

• 心血管系统疾病是对人类健康和生命构成威胁最大的一组疾病，在我国，心血管病在总死亡率中仅次于肿瘤，居第二位。

• 脑血管疾病是各种血管源性病因引起的脑部疾病的总称，是临床神经内科常见的病症。据世界卫生组织报告指出，中国每年脑血管发病率以1%的速度增长，到2030年，中风病人将增加600万人，中风已成为我国城市居民的头号杀手。

• 呼吸系统疾病是一种常见病、多发病，主要病变在气管、支气管、肺部及胸腔，病变轻者多咳嗽、胸痛、呼吸受影响，重者呼吸困难、缺氧，甚至呼吸衰竭而致死，在城市的死亡率中居第3位，在农村则占首位。

心血管系统疾病的中医调养处方

心血管系统疾病是对人类健康和生命构成威胁最大的一组疾病，在我国，心血管病在总死亡率中仅次于肿瘤，居第二位。心血管疾病种类繁多，在此只介绍常见的高血压和冠心病的中药调养处方。

高血压病

——杜仲叶 15 克，白菊花 10 克，用开水浸泡，代茶饮。

——杜仲 10 克，山楂 5 克，水煎代茶饮，有降血压、降血脂的功效。

——杜仲叶 15 克，决明子 10 克，制首乌 10 克，水煎代茶饮，有降血压、降血脂、润肠通便的功效。

——山楂 10 克，菊花 5 克，夏枯草 5 克，开水浸泡代茶饮。

——芹菜 200 克，大枣 30 枚，煎煮 30 分钟，食芹菜及枣喝汤。

——银耳 10 克，黑木耳 10 克，冰糖少许，碗中加水及冰糖，蒸 1 小时后食用。

——何首乌 20 克，芹菜 50 克，瘦肉 30 克，大米 100 克，同煮成粥食用。

冠心病

——红参粉 3 克，元胡粉 1 克，三七粉 1 克，早中晚用温开水或温黄酒冲服。

——西洋参 3 克，三七粉 1 克，西洋参片用清水煎煮 40 分钟，将药液分成 2 份，三七粉也分成 2 份；用西洋参药液冲服三七粉，早晚各 1 次。

——灵芝 10 克，丹参 12 克，水煎代茶饮。

——三七粉 1～2 克，用温水或黄酒冲服。

——鹿茸粉 0.3～0.5 克，用温开水冲服。

——丹参 10 克，山楂 10 克，川芎 5 克，水煎代茶饮。

——丹参 10 克，红参 5 克，三七 3 克，水煎代茶饮。

——山楂 10 克，三七 3 克，水煎代茶饮。

——山楂15克，葛根10克，水煎代茶饮。

脑血管疾病（中风及中风后遗症）的中医调养处方

脑血管疾病是各种血管源性病因引起的脑部疾病的总称，是临床神经内科常见的病症，据世界卫生组织报告指出，中国每年脑血管发病率以1%的速度增长，到2030年，中风病人将增加600万人，中风已成为我国城市居民的头号杀手。

——丹参5～10克，或丹参5克，川芎5克，或丹参10克，山楂5克，用开水浸泡代茶饮，有防治脑血管疾病的作用。

——三七10克，黄芪10克，桃仁（打碎）10克，红花5克，水煎早中晚服用。

——丹参15克，三七5克，生晒参5克，水煎早中晚服用。

——当归10克，川芎5克，丹参5克，水煎代茶饮。

呼吸系统疾病的中医调养处方

呼吸系统疾病是一种常见病、多发病，主要病变在气管、支气管、肺部及胸腔，病变轻者多咳嗽、胸痛、呼吸受影响，重者呼吸困难、缺氧，甚至呼吸衰竭而致死，在城市的死亡率中居第3位，在农村则占首位。

慢性气管炎

——贝母3克，梨1个，蜂蜜20克，碗中蒸1小时，食梨喝汤。

——当归20克，白芍12克，炙麻黄6克，干姜6克，五味子10克，甘草5克，水煎早中晚服用。

——何首乌15克，灵芝10克，党参10克，川贝5克，大枣7枚，水煎早中晚服用。

——冬虫夏草5克，红参5克，五味子5克，杏仁5克，大枣10枚，水煎早晚服用。

——百合15克，甜杏仁10克，蜂蜜适量，放入碗上蒸1小时，食百合、杏仁喝汤。

——百合10克，川贝5克，雪梨1个，冰糖少许，碗中蒸1小时，食梨喝汤。

——百合15克，川贝5克，猪肺100克，调料少许，炖煮1小时，食肉喝汤。

——鲜百合100克，文火煮熟捣烂，加蜂蜜适量，不拘时服用，每次服1～2汤匙。

——百合100克，柚子皮500克，白糖适量，水煎代茶饮。

——百合10克，甘蔗汁50毫升，白萝卜汁50毫升，蜂蜜少许，分早中晚服用。

支气管哮喘

——灵芝10克，猪肺10克，调料少许，炖煮1小时后食肉喝汤。

——白芍20克，甘草10克，麻黄5克，水煎分早中晚服。

——阿胶10克，生晒参5克，贝母10克，杏仁10克，百部5克，五味子5克，炙甘草5克，水煎分早中晚服用。

——杏仁10克，白果仁10克，核桃仁10克，大枣20枚，鸡肉200克，调料少许，文火炖煮1小时，分早中晚食用。

肺结核病

——银耳10克，生晒参5克，阿胶5克，大枣10枚，水煎早中晚服用。

——百合10克，女贞子10克，麦冬10克，大枣10枚，水煎代茶饮。

——枸杞子10克，生地10克，麦冬5克，川贝5克，冰糖适量，水煎代茶饮。

——银耳10克，百合10克，西洋参5克，玉竹5克，黄精5克，水煎早中晚服用。

——枸杞子15克，百合10克，麦冬10克，川贝母5克，知母5克，水煎早中晚服用。

消化系统疾病的中医调养处方

消化系统疾病是常见病、多发病，总发病率占人口的30%，各大医院门诊病人中有1/2患上这个系统的疾病，其中须急诊人院治疗者约占急诊人院病人的 25%；在世界范围内，因消化系统疾病死亡的人数，占总死亡人数的 14%。

消化不良

——人参 3～5 克或党参 10 克，不拘时嚼服或开水浸泡代茶饮。

——党参 10 克，山药 30 克，薏米 30 克，大枣 10 枚，大米 100 克，煮粥食用。

——炙黄芪 30 克，党参 10 克，猪肚 250 克，炖 1～2 小时，吃猪肚喝汤。

——山药 20 克（或鲜山药 50 克），莲子 10 克，芡实（又称鸡头米）10 克，薏米 10 克，大米 100 克，同煮成粥食用。

——鲜山药 100 克，羊肉 50 克，大枣 10 枚，大米 100 克，同煮成粥食用。

——山药 10 克，莲子 10 克，大枣 10 枚，大米 100 克，同煮成粥早晚食用。

——薏米 50 克，大米 50 克，同煮成粥食用。

——薏米 30 克，莲子 10 克，大枣 10 枚，大米

100 克，同煮成粥食用。

——薏米 30 克，山药 20 克，党参 10 克，大枣 10 枚，大米 100 克，同煮成粥食用。

——薏米 50 克，白扁豆 30 克，大米 50 克，同煮成粥食用。

——薏米 30 克，山药 20 克，芡实 10 克，大米 100 克，同煮成粥食用。

——白莲子 30 克，糯米 50 克，红糖少许，同煮成粥食用。

——莲子 20 克，白扁豆 10 克，大枣 10 枚，大米 100 克，同煮成粥食用。

——莲子 50 克，生晒参 10 克，大枣 10 枚，水煎 1 小时，食莲子喝汤。

胃溃疡及十二指肠溃疡

——白芍 20 克，白术 10 克，甘草 10 克，大枣 5 枚，水煎分早中晚饭前半小时服用。

——鹿茸粉 1 克，茯苓粉 5 克，乌贼骨粉 5 克，分早中晚饭前半小时用温开水送服。

——蜂蜜 1～2 汤匙，每日早中饭前 1 小时，晚饭后 3 小时服用。

——三七 10 克，白芍 10 克，香附 5 克，木香 5 克，大枣 5 枚，水煎代茶饮。

——三七 10 克，党参 10 克，白术 10 克，大枣 5 枚，水煎代茶饮。

慢性肝炎的辅助治疗

——枸杞子 50 克，大枣肉 500 克，蜂蜜 500 克，煎煮至烂熟后，捣烂成糊，不拘时服用或早中晚服用 2～3 汤匙。

——白芍 10 克，金银花 10 克，柴胡 5 克，甘草 5 克，水煎服，30 天为 1 个疗程。

——冬虫夏草 5 克，焙干后研为细粉，分成 3 份，早中晚用温开水服用。

——枸杞子 500 克，西洋参 30 克，甘草 100 克，蜂蜜 100 克，制成膏状不拘时服用，每次服 1～2 汤匙。枸杞子蒸熟后每日嚼服 30 克左右亦有效。

——五味子 10 克，枸杞子 10 克，女贞子 10 克，大枣 10 枚，水煎代茶饮。

——五味子 10 克，灵芝 10 克，丹参 5 克，柴胡 5 克，大枣 5 枚，水煎代茶饮。

——五味子 200 克，女贞子 200 克，大枣去核 100 克，蜂蜜 50 克。制成膏状，不拘时服用 1～2 汤匙。

泌尿系统疾病的中医调养处方

泌尿系统疾病为常见病，即为泌尿系统组成器官所患疾病，泌尿系统各器官（肾脏、输尿管、膀胱、尿道）都可发生疾病，并波及整个系统，泌尿系统的疾病既可由身体其他系统病变引起，又可影响其他系统甚至全身。

慢性肾炎的辅助治疗

——冬虫夏草 5～10 克，水煎 1 小时后，分早中晚服用。

——丹参 15 克，黄芪 20 克，灵芝 10 克，水煎代茶饮。

——黄芪 15 克，茯苓皮 10 克，车前子 10 克，瞿麦10克，大枣10枚，水煎早中晚服用。

——生黄芪30克，鲫鱼1条（200～300克），炖煮1小时，吃鱼喝汤。

中老年人多尿遗尿

——山药30克，益智仁10克，桑螵蛸10克，五味子5克，水煎分早中晚服用。

——肉苁蓉15克，金樱子10克，大米50克，同煮成粥，每晚食用。

——杜仲10克，枸杞子10克，金樱子10克，大米100克，同煮成粥，早晚食用。

——肉苁蓉50克，桑螵蛸10克，小雄鸡1只，黄酒少许，炖煮1小时，食肉喝汤。

——芡实50克，枸杞子20克，金樱子10克，鸭子1只，调料少许，炖煮1～2小时，食肉喝汤。

老年性前列腺增生症

——肉苁蓉20克，怀牛膝10克，生黄芪10克，通草10克，水煎分早中晚服用。

——南瓜子10克，车前子5克，水煎代茶饮。

机体代谢失调性疾病的中医调养处方

人体在胎儿期和出生后生长、发育、直到衰老的一生中，不断地进行着生理和生化的过程，使从母体及体外摄入的物质转变为自身的物质，又使体内的某些物质分解，产生热能并排出体外。这种物质在体内外交换所包括的一切化学过程，总称为新陈代谢，或物质代谢。这些代谢过程都是在高级神经和体液系统（包括内分泌系统）的调节下进行的。当神经内分泌功能发生紊乱时，就会出现代谢障碍。

高脂血症

——山楂20克，开水冲泡，长期饮用，有降血压、降血脂和减肥作用。

——山楂15克，生首乌10克，槐米10克，水煎分早中晚服用。

——灵芝10克，山楂10克，何首乌10克，水煎代茶饮。

——何首乌10克，决明子10克，山楂5克，水煎代茶饮。

——枸杞子250克，女贞子250克，红糖适量，焙干研粉，早中晚用开水冲服10克。

——女贞子30克，水煎代茶饮。

——女贞子15克，枸杞子10克，制首乌10克，水煎代茶饮。

——女贞子10克，制首乌10克，山楂10克，水煎代茶饮。

糖尿病

——红参3克，麦冬5克，生地5克，水煎代茶饮。

——西洋参3克，枸杞子15克，大枣10枚，大米50克，同煮成粥，每晚服用。

——西洋参5克，枸杞子10克，生地5克，葛根5克，水煎代茶饮。

——枸杞子蒸熟，每日服30克，不拘时嚼服。

——枸杞子10克，西洋参5克，开水浸泡代茶饮。

——枸杞子 10 克，五味子 5 克，开水浸泡代茶饮。

——枸杞子 10 克，银耳 5 克，放入碗中，蒸 30 分钟后食用。

——薏米 30 克，麦冬 10 克，生地 10 克，水煎代茶饮。

——山药 30 克，黄芪 30 克，生地 15 克，天花粉 10 克，葛根 10 克，猪胰腺 200 克，炖煮 1 小时，食肉喝汤。

骨质疏松症的中医调养处方

骨质疏松症是以骨组织显微结构受损，骨矿成分和骨基质等比例的不断减少，骨质变薄，骨小梁数量减少，骨脆性增加和骨折危险度升高的一种全身骨代谢障碍的疾病。骨质疏松症可分为两大类：原发性和继发性。

——鹿茸粉 1 克，分为早中晚服用。

——杜仲 10 克，怀牛膝 10 克，枸杞子 10 克，狗脊 5 克，水煎代茶饮。

——淫羊藿10克，枸杞子10克，猪脊骨200克，调料少许，炖煮后食肉喝汤。

——杜仲15克，狗脊10克，狗脊骨500克，调料少许，炖煮后食肉喝汤。

——淫羊藿50克，枸杞子50克，补骨脂50克，白酒500毫升，浸泡1个月后饮用。

另外，每日早晚加服AD加钙牛奶250毫升，以增加钙的摄入量。

失眠的中医调养处方

失眠是最常见的睡眠障碍，是指各种原因引起的睡眠不足、入睡困难、早醒，患者常有精神疲劳、头晕眼花、头痛耳鸣、心悸气短、记忆力不集中、工作效率下降等表现。

——灵芝15克，西洋参3克，水煎代茶饮。

——龙眼肉10克，莲子50克，大枣20枚，水煎后加白糖少许食用。

——龙眼肉200克，核桃仁100克，西洋参薄片10克，大枣肉200克，蜂蜜50克，熬煮至烂熟后制膏，每日早中晚各服 1～2 汤匙。

——鹿茸片 1 克，生晒参或西洋参 3 克，五味子 5 克，水煎代茶饮。

——百合 30 克，龙眼肉 15 克，生晒参 5 克，大枣 10 枚，水煎早晚服用。

——五味子 500 克，龙眼肉 500 克，枸杞子 300 克，去核大枣 100 克，煎煮制膏，不拘时服用 1～2 汤匙。

——山药 50 克，枸杞子 10 克，龙眼肉 10 克，大枣 10 枚，猪脑 100 克，调料少许，炖煮后食脑喝汤。

——银耳 10 克，百合 5 克，龙眼肉 5 克，莲子 10 克，大枣 5 枚，大米 100 克，同煮成粥，早晚服用。

——莲子 20 克，龙眼肉 10 克，百合 10 克，大米 100 克，同煮成粥食用。

——莲子 20 克，龙眼肉 10 克，五味子 5 克，酸枣仁 5 克（打碎），大枣 10 枚，大米 100 克，同煮成粥食用。

——莲子 30 克，龙眼肉 20 克，大枣 10 枚，红糖少许，水煎1小时，食莲子及龙眼肉喝汤。

——莲子50克，龙眼肉30克，瘦肉200克，调料少许，炖煮1小时，食肉喝汤。

——莲子50克，百合10克，酸枣仁5克（打碎），水煎1小时，食莲子喝汤。

便秘的中医调养处方

便秘是指排便次数减少，每2～3天或更长时间一次，无规律性，粪质干硬，常伴有排便困难感，是一种临床常见的症状。

——当归10克，生地15克，生首乌10克，肉苁蓉10克，蜂蜜适量，水煎代茶饮。

——白芍20～50克，甘草10克，水煎服。

——蜂蜜10～20克，牛奶250毫升，调匀后服用。

——蜂蜜50克，香油30克，将蜂蜜与香油调匀后服用。

——阿胶10克，打碎放入碗中，用开水溶化，加入蜂蜜20克，代茶饮。

——肉苁蓉 10 克，水煎 2 次，每次 30 分钟，服前加入蜂蜜适量。

——女贞子 20 克，肉苁蓉 10 克，水煎服。

——女贞子 30 克，当归 15 克，白术 15 克，水煎服。

肿瘤的中医调养处方

肿瘤是由于机体组织遗传性改变而产生的具有相对自主性增生能力的细胞群，又称新生物。肿瘤组织由癌细胞及间质构成，癌细胞是由正常细胞转化来的异常增生细胞。肿瘤可发生在人体的许多器官和组织。

——灵芝 20 克，大枣 50 克，煎煮 2 次，加蜂蜜少许服用。

——每日早晚用蜂蜜 10～20 克，王浆 200 毫克，用温开水溶开后服用。

——冬虫夏草 3 克，女贞子 10 克，大枣 10 枚，水煎代茶饮。

——女贞子 30 克，鸡血藤 15 克，大枣 10 枚，水煎代茶饮。

——百合 10 克，生地 10 克，生晒参 5 克，水煎代茶饮。

——薏米 30 克，女贞子 20 克，枸杞子 10 克，大枣 10 枚，大米 100 克，同煮成粥食用。

——百合 10 克，银耳 10 克，枸杞子 10 克，大米 100 克，同煮成粥，早晚服用。

第七章

幸福一生健康箴言

• 健康是1，其他都是0。有了1，后面的0越多越好，没有了1，后面有多少0都没有意义，不要等到失去1以后才真正懂得1的重要性。

• 年轻人，得意时，不张扬，不招摇，不自命不凡，仍保持着一种平常人的心态；失意时，不消沉，不牢骚，不灰心丧气，仍充满着自信与乐观的精神，这就是潇洒。中年人，大事循规，小事豁达，不争名，不贪利，不好色，对生活热情得像一团火，对事物冷静得像一块冰，这就是潇洒。

一个中心

以健康为中心。

有人讲："健康是1，其他都是0。有了1，后面的0（如金钱、地位、房子、车子等）越多越好，没有了1，后面有多少0都没有意义，不要等到失去1以后才真正懂得1的重要性。"

教育家陶行知说："忽视健康，就等于拿自己的生命开玩笑!"但在我国经济快速发展的今天，确实有不少人在拿自己的生命开玩笑，他们在功名利禄的巨大诱惑下失去了心灵的平衡，追求高品质的生活，在储蓄财富的同时，也在不断地透支健康和生命。老年性疾病年轻化，中青年人猝死或过劳死时有发生。

最新的一项统计表明，在我国时刻关注健康，健康意识较强的人只占了17%；近十年来，50岁左右的中年人死亡率上升最快；70%的人处于亚健康状态，真正健康的人不到10%。例如，中关村是高科技人才密集的地方，但他们的健商却无法与他们的智商相媲美。调查结果表明，有近八成人因忙于工作而没有时间和精力去关注健康，89.9%的人对自己的健康并不自信，42.1%的人不清楚自己的心理健康状况，几乎一半的人在身体不舒服时选择自己买药，咨询医生的人仅占5.2%。

北京的调查发现，以高血压病、糖尿病为代表的生活方式疾病呈逐年上升之势，有1/3的人不同程度地患有这些疾病，而生活方式疾病的高危人群覆盖面达95.5%。天津市肿瘤医院专家在“2004年天津市肿瘤防治宣传周”上提出，约有五成的癌症与饮食因素有关，调整饮食结构可减少三成癌症的发生。世界卫生组织的官员曾指出，许多人不是死于疾病，而是死于无知。所以，了解和掌握健商是非常重要的。

老年人更应该以健康为中心。老年人在退休以后主要有两种生活方式：一种是在家里安度晚年，另一种就是再就业发挥余热，但无论是哪一种生活方式都应该把自己的心身健康放在第一位，生活目的不应再是为了获得更多的金钱，而是为了让自己的生活更充实，更有乐趣。有的老年人退休后，为了能够多给子女一些经济上的帮助，便不顾自己身体的实际情况而去再就业，结果因过度操劳病倒甚至丢掉了性命，这是非常错误的。

其实，老年人自己的心身都健康，不给社会和子女增加麻烦就是对社会和家庭的最大贡献。现在，我国的独生子女将逐渐成家立业，预计老年空巢家庭的比例将达到90%以上，那时候老年人健康尤为重要。心身健康是保证生活质量的坚实基础，只有那些心身健康的老年人才会获得高质量的生活，才能体验到生活为自己带来的乐趣。

两个要点

潇洒一点、糊涂一点。

何谓“潇洒”，是指某人的神情、举止、风貌等自然大方，轻松自如，不拘束。也有人认为：“潇洒不是热情奔放，不是风度翩翩。潇洒是对热情的积极沉淀，潇洒是对生活的精辟与高远，潇洒是人生道路上的迷人风景，潇洒是美好人生的自我体现。真正潇洒的人也就是把本色自然表现和发挥到淋漓尽致程度的人。……在现实生活中，真正潇洒的人不多，故作潇洒的人却不少。……只有胸怀博大的人才可能在心灵上潇洒，自信自强的人才可能表现出潇洒，这样的潇洒才是真正意义上的潇洒。”

我认为，有些人把潇洒看得太高尚，太伟大

了。潇洒就是对世俗偏见的一种解脱，是个性的自由、心灵的解放和个人行为的率真。如果将一生都能够自己把握自己，而且活得自在自由，洒脱漂亮，才能算得上潇洒人生的话，那么世界上有几个潇洒的人呢？

其实，潇洒在我们的日常生活中往往是容易做到的。有一首诗写道："春有百花秋有月，夏有凉风冬有雪；若无闲事挂心头，便是人间好时节。"是的，在日常生活的一些平凡小事中，处处都存在着潇洒。夏日晴空，我们在树荫下观看蓝天白云；冬日大雪，我们在屋里观看漫天白絮；春日里，我们在彩蝶飞舞的花丛中散步；秋日里，我们从硕果累累的枝头采摘，谁能说不潇洒呢。我们不要求自己做一个一生一世都潇洒的人，只要求自己在日常生活中时时都有一颗潇洒的心。

年轻人，得意时，不张扬，不招摇，不自命不凡，仍保持着一种平常人的心态；失意时，不消沉，不牢骚，不灰心丧气，仍充满着自信与乐观的精神，这就是潇洒。中年人，大事循规，小事豁达，不争名，不贪利，不好色，对生活热情得像一团火，对事物冷静得像一块冰，这就是潇洒。

老年人更有潇洒的资本。因为老年人退休后不必再看领导的脸色，不必再受工作时间的限制，也不必再为家庭经济问题而奔波劳苦，应该说已经具备了潇洒的条件，所以更应该在晚年生活中“潇洒走一回”。

这里所讲的“糊涂”，并非指头脑不清楚，思维混乱之糊涂，而是指“大事明白，小事糊涂”之“糊涂”，是郑板桥“难得糊涂”之糊涂。其实有些人表面上看起来与世无争，小事上不计较，总是乐呵呵地过日子，好像是糊里糊涂的，其实是对人生大彻大悟，淡泊宁心，不为日常琐碎事所扰的明白人。人生苦短，生命第一，何必总为那些日常生活中的无聊琐事去斤斤计较呢？平时糊涂一点，宽容一点，“忍一时风平浪静，退一步海阔天空”不也很好吗？如果人生在世，在日常生活中能够做到潇洒一点，糊涂一点，会使自己生活得更轻松、更愉快、更充实。

三个忘记

忘记年龄、忘记疾病、忘记怨恨。

忘记年龄，是说老年人没有必要总是担心自己的年龄。有的老年人总是觉得自己已经是多少高龄了，常常叹息“岁月催人老，时光不饶人”，甚至于害怕过年。其实年龄有着不同的计算方法，可分为“日历年龄”、“生理年龄”和“心理年龄”等。

一般情况下，我们经常使用的是“日历年龄”，又称“年代年龄”或“时序年龄”，是指人出生后所经历的年月，计算单位为年。也就是说从出生那一天算起，有一天算一天，有一年算一年，活了30年就是30岁，活了60年就是60岁，活了100年就是100岁，非常清楚，谁也改变不了。

“生理年龄”，又称“生理学年龄”或“生物学年龄”，是指从生理学和生物学角度来衡量人的年龄，也就是说以人体各个系统和脏器的生理功能程度来判定人的年龄。有一句广告词“60岁的人，30岁的心脏”。意思是，从生理功能来讲，一个60岁的老年人由于保养得好，心脏的功能就像30岁的人一样。确实，有些老年人的身体状态好，精力、体力和生理功能都比日历年龄小十多年。

“心理年龄”，是指从心理衰老程度来衡量人的年龄。有一首歌叫“革命人永远是年轻”，而永远年轻的就是心理年龄。只要我们心情好，不服老，自己感觉自己还年轻，您的精神状态就好，就像青年人一样有朝气。所以说日历年龄并不能完全代表人体的衰老程度，如果用日历年龄来与生理、心理年龄进行比较，就会发现有的人是“未老先衰”，有的人则是“老当益壮”。

忘记疾病，是指老年人不要过度担心自己的疾病。人到老年难免会有一些程度不同的心身疾病，但不必对所患疾病过分地担心和害怕。老年人应该对常见的老年性疾病采取积极的防治措施，但防御过度非但无益，反而有害。

有的老年人虽然没有什么大病，却总是怀疑自己患了某种严重的疾病而到处求医问药，或对照着医学书籍自己“找病”，这种对疾病过度恐惧的心理状态是不正常的，应该自己主动克服这种心理障碍，或去请教心理医生。忘记疾病的意义主要是希望老年人能够正确理解人生中所发生的生、老、病、死问题，即出生、衰老、疾病、死亡是任何人也逃脱不了的自然规律。老年人要建立科学合理的生活方式，用积极的态度来预防疾病，但对疾病不要过分地担心和害怕。

忘记怨恨，是指老年人要忘记过去的恩恩怨

怨。老年人在人生旅途中难免会有一些风风雨雨、坎坎坷坷、恩恩怨怨的事情，不必总是对已过去的事情耿耿于怀。有人说："伤害自己的最好办法就是记住那些令你不快的事情，你'怀念'它一次，它就伤害你一次。"我们为什么要自己伤害自己呢？

我国科学工作者对长寿老人的调查结果表明，性格开朗、心态平和是健康长寿的主要原因。老年人要想获得平和的心态，最好的办法就是宽容，豁达，忘记过去的恩怨。

四老

老伴、老窝、老本、老友。

有个老伴，是指老年人（特别是男性老年人）一定要有个老伴。俗话说："满堂儿女，不如半路夫妻。"就是说老夫老妻在一起是最好的生活方式，儿女再多也不如老夫妻间的相互照应好，即便是新组合的老年夫妻也要比子女给予的照顾好得多。老年夫妻之间在精神上可以相互安慰，生活上可以相互照顾，这种感情是其他亲情关系所无法替代的，特别是老年夫妻之间的感情交流对心身健康非常有益。

有个老窝，是指老年人一定要有一个属于自己的家。例如，有个老人怕自己“百年”之后留给子女的房子要交遗产税，于是就将房产全部分给了子女，自己则一间都没有留。谁想分房之后老人的住房就成了问题，子女们都把老人当作负担，谁也不想承担赡养义务。老人只好在这家住几天，那家住几天，可是到谁家都没看到过好脸色，不到半年便撒手人寰。所以说，老年人一定要有一个属于自己的家，有一个能够自己独立生活的生存空间，有一个能够为自己遮风避雨的小屋，这对老年人的晚年生活来说是非常重要的。

有点老本，是指老年人应该有一些属于自己的积蓄。老年人的积蓄，最重要的不是为了在关键时候一解燃眉之急，而是让自己的精神上有所慰藉，思想上有安全感。所以，老年人切不可为了讨子女们的一时笑脸而放弃自己的积蓄。

有几个老友，是指老年人应该有几个情投意合的老朋友。老朋友的概念不是以年龄为标准的，是以交往时间的长短来衡量的，多是指交往时间在半年以上的朋友。老年人交接不同年龄的朋友是非常有益的。老年人交接一些年龄与自己大致相同的朋友，由于生活经历和对人生的观点基本相同，所以有着较多的共同语言，相互间容易进行思想交流。老年人交一些年轻的朋友（所谓的忘年交），则有助于开阔眼界，对接受新事物、新观念有益。总之，老年人有几个情投意合的老朋友，平时一起聊聊天，有事相互帮帮忙，对心身健康是很有好处的。

五要

要掉、要俏、要笑、要跳、要聊。

要掉，是指老年人要放下自己的架子。这对于原来有一定社会地位的老年人来讲非常重要。老年人离退休后，就不要再讲我是某某长、我是老专家、我是老教授、我是老艺术家等等，也不必逢人便讲想当初我如何如何，要把自己放在一个普通老百姓的位置上，用一颗平常心来看待问题和处理周围事物。这样就不会总是叹息什么“人走茶凉”、“人间冷暖今始知”、“世风日下，人心不古”等等，就不会因失落感的困扰而影响自己的心情。

要俏，是指老年人的穿着要漂亮一些，让自身的形象更美一些。老年人千万不要有“上了年纪的人还讲什么穿着打扮，有身衣服穿就行了”的想法。年轻人充满活力，有着天然的青春美，还要注意打扮自己，老年人为什么不能俏一些呢？老年人衣着得体，穿着漂亮，自我感觉就会年轻了许多，要从心理上和穿着上焕发出青春朝气。

要笑，是指老年人要对生活充满乐观的情绪，时时保持愉快的心态。传统养生学认为，一个人如果精神愉快，性格开朗，对人生充满乐观情绪，就会阴阳平和，气血通畅，五脏六腑协调，机体自然会处于健康状态。现代医学也证实，心理因素对机体的健康有明显影响，心胸豁达、性格乐观开朗的人则神经内分泌调节系统处于最佳的水平，免疫功能也处于正常状态。有人说：“生活就像一面镜子，你对它哭，它就对你哭；你对它笑，它就对你笑。”但愿在您的晚年生活中，每天都有一张阳光灿烂、充满幸福的笑脸。

要跳，是指老年人要经常活动，而不是单纯地指跳舞。传统养生学认为，适量活动（包括体力劳动或体育运动）可以活动筋骨，调节气息，畅达经络，疏通气血，调和脏腑，增强体质而使人健康长寿。所以，有的专家说，“运动可以代替药物，但药物却不能代替运动”。运动是一个增强体质，调节情绪，增加机体活力的好方法。

要聊，是指老年人要经常与亲人或朋友聊天，进行思想上和感情上的交流。老年人（特别是空巢家庭的老年人）一定要走出家门，多参加社会活动和集体生活，多交一些朋友，多到大自然环境中去寻找乐趣，这就是我们提倡的“走出小天地，融入大自然”。

有个字谜讲：“面对四面墙，一人坐中央”，说的是“囚”字。其实房子的四壁就像个“口”字，人在当中，就是个“囚”字，您想一个囚犯会有好心情吗？所以，我们为什么要将自己囚在家里呢？老年人走出家门，经常和朋友在一起聊聊天，唱唱歌，到公园去散步，到风景名胜地区去旅游，都是解放自己、放松心情的好方法。